实用中医特色护理技术

Practical Chinese medicine nursing

操作规程与护患沟通

characteristics of technological process and nurse patient communication

何菊林 柯 娟 易天军 蔡新霞／主编

中国出版集团

世界图书出版公司

广州·上海·西安·北京

图书在版编目(CIP)数据

实用中医特色护理技术操作规程与护患沟通 / 何菊林等
主编. — 广州:世界图书出版广东有限公司,2025.1重印
ISBN 978-7-5192-1380-0

Ⅰ.①实… Ⅱ.①何… Ⅲ.①中医学—护理学—技术
操作规程 Ⅳ.①R248-65

中国版本图书馆CIP数据核字(2016)第114184号

实用中医特色护理技术操作规程与护患沟通

策划编辑　刘婕好

责任编辑　曾跃香

出版发行　世界图书出版广东有限公司

地　　址　广州市新港西路大江冲25号

http://www.gdst.com.cn

印　　刷　悦读天下（山东）印务有限公司

规　　格　880mm×1230mm　1/32

印　　张　10.75

字　　数　289千

版　　次　2016年5月第1版　　2025年1月第2次印刷

ISBN　978-7-5192-1380-0/R·0287

定　　价　68.00元

《实用中医特色护理技术操作规程与护患沟通》

编委会

主　编

何菊林　柯　娟　易天军　蔡新霞

副主编

杨　芳　丁爱萍　王　玲　王媛媛　甘金荣　刘金花

李桂芹　朱贵明　孟　彪　陆明海　肖淑兰　张正菊

周李波　杨　娜　赵　霞　徐海英　徐菊香　章艳娥

龚　俊　曾晓燕

编　委

卜文芬　王立琴　王　萍　王　祺　王文丽　艾书眉

左可方　祁莉荔　杜小兰　李龙珠　冷正琴　邱林平

张　滨　郑　琼　郑璐伊　施　莉　郭　霞　郭元丽

夏燕燕　高立珍　黄　刚　黄　蕊　程明云　彭诗敏

雷　灏　雷　蜜　詹莎莎　魏明荣

作者简介

何菊林,女,本科学历,副主任护师,湖北省十堰市中医医院科护士长,兼风湿病科护士长,担任十堰市护理学会内科护理专业委员会副主任委员,十堰市护理学会康复护理专业委员会副主任委员。在近20余年的工作中,在常见病和多发病的护理上积累了丰富的临床护理经验,具有一定的护理管理水平。曾参与中医风湿病和精神病专科的市、省级重点专科及国家级重点专科建设项目。主持完成了《中医护理干预对青春型精神分裂症患者疗效的相关研究》及《中医特色护理对类风湿关节炎患者生存质量的临床观察》湖北省重大科技成果2项,参与完成《补肾通络丸治疗类风湿关节炎的临床研究》等湖北省科研课题5项;主编《实用中医专科护理健康指导》及《常见分湿病特色诊治》专著2部,参编专著3部。发明国家专利1项。撰写国家级护理论文二十余篇。曾先后荣获过市级、省级"优秀护士"荣誉称号,并多次被评为院内"先进工作者"、"三八红旗手"和"优质服务之星"等。

柯娟,女,本科学历,副主任护师,湖北省十堰市太和医院中医科护士长,十堰市护理学会中医护理专业委员会副主任委员,十堰市护理学会康复护理专业委员会常委。从事中医护理20余年,有丰富的中医护理及临床管理经验,同时承担湖北医药学院中医护理教学工作。主持市级科研课题1项,参与科研3项;主编教材《中医护理技术》一部,参编教材《中医护理学》、《实用中医专科护理常规及操作》

等专业著作4篇。撰写护理论文十余篇。曾多次被单位评为"先进工作者"、"三八红旗手"、"优质服务标兵"、"优秀护士"等。

易天军，男，中共党员，湖北省十堰市精神卫生中心副主任兼妇女儿童病区主任，副主任医师，国家二级心理咨询师，中华中医药委员会委员，湖北省心理卫生协会委员，十堰市心理卫生协会理事，十堰市罗森心理咨询中心特邀讲师，十堰市中西医结合学会委员，十堰市劳动能力鉴定委员会专家，十堰市精神卫生中心创始人之一。多次参加省级、国家级中西医结合精神病重点专科建设。先后在国内多家知名医院进修学习精神医学和心理学，擅长中西医结合治疗各类精神疾病及心理问题。主持一项科研项目，参与5项科研课题，其中一项获得十堰市科技进步三等奖，主持和参与编写《远离失眠》，《远离焦虑》，《远离痴呆》等专业书籍6部，发表各类论文十余篇。2015年荣获市级"好医生"称号，多次被评为"十星级共产党员"、"先进工作者"等。

蔡新霞，女，本科学历，主任护师，护理部主任，1988年分配至湖北省十堰市中医医院从事临床护理及管理工作。担任十堰市护理学会副理事长及十堰市中医护理专业委员会主任委员。曾荣获湖北省"优秀护士"、湖北省"优秀护理管理者"、湖北省"创优争先先进个人"和十堰市"优秀护士"的称号。多次被单位评为"先进工作者"、"三八红旗手"、"优质服务标兵"等。在近30年的工作中，积累了丰富的临床护理及护理管理经验。参与完成了湖北省重大课题《神农武当心脉康治疗室性早搏的临床研究》、《葛花降糖灵胶囊治疗糖尿病神经病变临床研究》、《中医护理干预青春型精神分裂症患者的观察》等8项科研课题。发明专利2项。主持编写《实用中医专科护理常规及操作》等3部专业书籍，参编著作5部。在国家级杂志发表论文二十余篇。

序

中医护理技术以古老而科学的中医理论为基础,具有简、便、廉、验的鲜明特色和以人为本的人文优势,在21世纪有着极大的发展前景。随着我国中医药事业的发展,中医护理工作者对祖国医学深入研究整理,汲取西医护理的长处,完善中医护理技术的同时,将其从医院推广到社区,该技术方法简单,疗效独特,安全无副作用,满足了人类健康的需要,深受患者及广大老百姓欢迎,引发人们对中医护理技术的需求和期望。

为使中医特色的优质护理服务得到深入开展,规范中医护理行为,提高中医护理效果,湖北省十堰市中医医院在"以病人为中心,以发挥中医药特色优势"为主题的活动中,坚持开展中医特色护理技术操作,强化管理,降低医疗成本,以提升护理队伍整体素质为目的,以加强护理工作内涵为目标,提供具有人文理念的中医药特色的护理技术,来探索中医护理与现代护理的融合。湖北省十堰市中医医院一批医务骨干在长期的工作实践中,通过多次大练兵、培训、考核,不断积累经验,坚持理论联系实际,汇编成《实用中医特色护理技术操作规程与护患沟通》一书。全书讲述了中医特色护理操作的操作规程及操作的相关知识,并对每一项中医特色护理技术操作都附以操作者对患者具体评估时的沟通,操作中、操作后的语言交流模式,将护患沟通贯穿于中医特色护理技术中,引导护理人员从纯粹性操作向"以病人为中心"的人文服务转化,提高人文关怀服务。

此书突出了中医特色，体现了其科学性、先进性、实用性和人文性，而且通俗易懂，简单可行，易于推广，既可以作为医务工作者读本，还可以作为广大人民群众中医保健的好帮手。由此，体现了我们广大医务工作者的辛勤耕耘和汗水，也是我们中医人的骄傲。此书大力发挥中医药特色优势，传承创新祖国医学，不断通过中医特色护理技术，将中医特色优势最大程度地发挥出来，为"秀山丽水、保健福地"建设注入新的活力，对提升中医护理事业将起到积极的推动作用。

相信此书定会让所有读者受益匪浅！

殷义选

十堰市中医医院党委书记、院长

2016年2月

前　言

中医护理是中医学的重要组成部分,具有独特的理论体系和操作技术。中医护理技术是将中医传统疗法应用于护理工作中,它包括针刺法、灸法、推拿、拔火罐、刮痧、熏洗及穴位注射等方法。这些技术具有使用器械简单、操作方便、适用范围广、见效快、费用低、易于普及等特点,对减轻患者痛苦、提高患者生存质量以及治疗疑难病症方面具有显著的作用。《中国护理事业发展规划纲要》明确提出了中医护理发展的目标和任务:"以提高中医护理技术,发挥中医护理特色和优势为主线,注重中医药技术在护理工作中的作用。"这些都表明了国家对中医护理操作技术的日趋重视和推广之意。

近年来,中医特色护理技术在临床实践中不断吸收现代护理中先进的、科学的内容,充实自身,不断改进和完善,各大医院正在积极开展。但在执行中医特色护理操作中,如何正确执行和把握各种操作的规程,操作中如何与病人进行有效沟通,让我们感到困惑,如何体现得更人性化的服务也都被忽视了。那么怎样将"以人为本"的护理理念贯穿于各项中医特色护理技术操作中,给患者提供更优质的护理服务,更好提升护理服务内涵,促进中医护理事业的发展,是摆在护理工作者面前的重要任务。

本书参阅国家中医药管理局文件《关于33个病种中医护理方案》中实施的中医特色护理技术,并参阅相关书籍,结合在多年的中医临床护理工作中的操作经验,通过积累,不断完善总结,并归纳成册,编写了《实用中医特色护理技术操作规程与护患沟通》一书。全书共分为九章六十二节，共讲述了五十二个中医特色护理操作技术及操作的相关知识，每个操作均详细讲述了操作的目标、评估、禁忌证、操作要点、患者指导、操作注意事项以及操作前、中、后的护患沟通。

本书得到湖北省十堰市中医医院领导的大力支持、各邻近单位的专家及湖北省十堰市中医医院医护人员的积极合作。在此表示由衷的感谢。

本书全体编者分工合理，高度负责，但由于我们水平有限，书中难免存在不妥之处，敬请广大读者提出宝贵意见。

目 录

第一章 针刺疗法

针刺疗法是以中医理论为指导,运用针刺防治疾病的一种方法。它具有适应证广、疗效明显、操作方便、经济安全等优点,深受广大群众和患者欢迎。根据针具的不同形制、用途、刺激方式等,有很多种类,本章主要介绍常见八种操作的方法与沟通,有毫针法、电针法、耳针法、皮内针法、水针法、皮肤针法、放血疗法及平衡针法,以方便使用。

第一节 毫针法

毫针法是临床上应用最广泛的一种针刺技术。

【目标】

遵照医嘱进行治疗,解除或缓解各种急、慢性疾病的临床症状,通过其疏通经络,调整脏腑气血功能,促进机体的阴阳平衡,以达到防病治病的目的。

【评估】

1.核对医嘱。了解既往史、当前主要症状、发病部位及相关因素。

2.患者的年龄、文化程度、当前心理状态和对疾病的认识。

3.患者的精神状态、体质、针刺局部皮肤情况。

4.患者对此项操作技术的信任度。

【禁忌证】

1.患者疲乏、饥饿或精神高度紧张时。

2.皮肤有感染、瘢痕、溃疡或肿痛部位。

3.有出血倾向或高度水肿患者。

4.小儿囟门未闭合时,头顶腧穴不宜针刺。

5.孕妇禁止针刺。

【操作要点】

一、环境要求:环境宽敞明亮,治疗台清洁干燥。

二、素质要求:仪表端庄,衣帽整齐,修剪指甲。

三、物品准备:治疗盘,针盒(内备各种毫针),皮肤消毒液,棉签,棉球,镊子,一次性中单,弯盘。必要时备毛毯和屏风等。

四、操作程序:

1.转抄医嘱,双人核对医嘱,评估患者。

2.洗手,戴口罩。备齐用物,携至床旁,做好解释,取得合作。再次核对医嘱。

3.协助患者松开衣着。按针刺部位,取合理体位。

4.选好腧穴后,先用拇指按压穴位,并询问患者有无感觉。

5.消毒进针部位后,按腧穴深浅和患者胖瘦,选取合适的毫针,同时检查针柄是否松动,针身和针尖是否弯曲或带钩,术者消毒手指。

6. 根据针刺部位,选择相应进针方法正确进针。

7. 当刺入一定深度时,患者局部产生酸、麻、胀、重等感觉或向远处传导,即为"得气"。得气后调节针感,留针20~30分钟。数针数。

8. 在针刺及留针过程中,密切观察有无不适等情况。如出现意外,紧急处理。

9. 起针:一手按压针刺周围皮肤处,一手持针柄慢慢捻动将针尖退至皮下。快速拔出,随即用无菌干棉球轻压针孔片刻,防止出血。最后检查针数,以防遗漏。

10. 操作完毕。消毒治疗部位皮肤。再次核对医嘱。协助患者穿好衣裤,安置舒适体位,整理床单位,评估患者治疗效果,询问患者需求。

11. 清理用物,用物分类消毒处理。

12. 洗手,记录并签名。

【指导患者】

在针刺过程中出现头晕、目眩、面色苍白、胸闷、欲呕等,属于晕针现象,及时通知医生。针刺时可能出现疼痛、血肿、滞针、弯针、酸麻、胀痛、沉、紧、涩。

【注意事项】

1. 操作前检查用物是否备齐,对有硬弯、锈蚀、有钩等不符合要求的针具,应剔出不用。

2. 针刺前做好解释工作,消除患者紧张情绪,选择合理体位,以便于暴露腧穴,方便操作,注意保暖。

3. 严格执行操作规程,准确取穴,正确运用进针方法。角度和深度,勿将针身全部刺入,以防折针。刺激强度因人而异,急性病、体质强者宜强刺激;慢性病、体质弱者宜弱刺激;一般情况中等刺激。

4. 针刺中宜密切观察患者的反应,出现意外,应紧急处理。

5.起针时要核对穴位及针数,以免将毫针遗留在患者身上。

6.用过的针具,应经灭菌处理后再进行检针和修针,然后再次灭菌处理后备用。

7.患者在过于饥饿、疲劳、精神高度紧张时不宜进针。

8.对胸肋、腰背部的腧穴,不宜直刺、深刺,以免刺伤内脏。

9.孕妇的下腹、腰骶部及合谷、三阴交、昆仑、至阴等通经活络的腧穴,禁止针刺。

10.小儿囟门未合时,头顶部腧穴不宜针刺。

11.皮肤有感染、溃疡、瘢痕或肿痛的部位,不宜针刺。

【操作沟通】

一、评估时的沟通:

双人核对,转抄治疗卡,再次双人核对,携治疗卡到床前。

护士:"您好! 我是您的责任护士李×,能告诉我您的名字吗?"

患者:"我叫王×。"

护士:"我能核对一下您的手腕带吗?"

患者:"可以。"

核对手腕带(床号、姓名、住院号、诊断),核对床头卡。

护士:"8床,王×阿姨,您哪里不舒服?"

患者:"我腰部疼痛。"

护士:"根据您的病情,遵医嘱为您进行针刺治疗,它是将针灸针刺入您腰部穴位皮肤内,可以达到疏通经络、调整脏腑气血功能,来缓解腰部疼痛。请问您以前做过这项治疗吗?"

患者:"没有。"

护士:"这项治疗比较简单,进针时会有一点不舒服,请您不用紧张,配合我放松就可以了,好吗?"

患者:"好的。"

护士:"这项治疗不能空腹进行,请问您吃饭了吗?"

患者："吃了。"

护士："您以前有高血压、心脏病吗？"

患者："我有高血压，没有心脏病，血压一直控制得比较理想。"

护士："请问您来月经了吗？有没有怀孕？"

患者："没有怀孕，月经干净一周了。"

护士："我能看一下您腰部的皮肤吗？"

患者："可以。"

护士："您腰部的皮肤完好，可以行针刺治疗，此项治疗约需30分钟，需要我协助您去卫生间吗？"

患者："好的，谢谢您！"

护士："王×阿姨，您先休息一会儿，我去准备用物，马上就来。"

视季节关闭门窗，根据治疗部位，必要时屏风遮挡。

二、操作时的沟通：

洗手，戴口罩，准备用物，携用物至病人床旁。

护士："您好，能再告诉我一遍您的名字吗？"

患者："可以，我叫王×。"

再次核对医嘱。核对手腕带（床号、姓名、住院号、诊断），核对床头卡。核对治疗部位和方法。

护士："王×阿姨，您是腰痛吗？"

患者："是的。"

护士："我现在为您进行针刺治疗，请问您准备好了吗？"

患者："已经准备好了，开始吧。"

护士："好的，为了更好地暴露针刺部位，我协助您翻个身，趴下好吗？"

患者："好的。"

护士："请问您这样趴着舒服吗？"

患者："可以。"

护士："为了避免弄脏您的床单元，我给您铺个一次性中单好吗？"

患者:"好的。"

护士:"我协助您抬一下身体,好吗?"

患者:"好的。"

暴露针刺部位,再次核对。选穴定穴。注意保暖。

护士:"王×阿姨,我先帮您定穴,我按压的部位有什么感觉?"

患者:"酸胀。"

护士:"这属于正常现象,请您不用担心。"

患者:"好的。"

消毒局部穴位皮肤,根据腧穴深浅和患者胖瘦,选取合适的毫针,同时检查针柄是否松动,针身和针尖是否弯曲或带钩,术者消毒手指。

护士:"阿姨,我现在开始给您针刺,请您放松,可以深吸一口气,配合我好吗?"

患者:"好的。"

根据针刺部位,选择相应进针方法正确进针。

护士:"王阿姨,您感觉怎么样? 有什么不舒服吗?"

患者:"感觉有点儿酸胀麻。"

护士:"这属于正常针感,中医叫得气,这样治疗效果会更好,请您不用担心。"

患者:"好的。"

护士:"王阿姨,我在您的腰部共扎了10针,需要留针20分钟,如果有什么不舒服请您及时告诉我,好吗?"

患者:"好的,谢谢!"

在留针过程中及时观察患者针刺情况,询问患者有无不适,必要时运针。如出现意外,紧急处理。

护士:"王阿姨,感觉还好吧? 留针时间到了,我帮您取针好吗。"

患者:"挺好的,你取吧。"

护士:"针已经都取出来了,我帮您按压一下针孔部位,请您再坚持一会,好吗?"

患者:"好的。"

一手按压针刺周围皮肤处,一手持针柄慢慢捻动将针尖退至皮下,快速拔出,随即用无菌干棉球轻压针孔片刻,防止出血。最后核查针数,以防遗漏。消毒治疗部位皮肤。再次核对医嘱。

护士:"王阿姨,我协助您穿好衣服,帮您翻个身儿,躺一会儿,好吗?"

患者:"好的。"

护士:"您感觉这样躺着还可以吗? 需不需要换个姿势?"

患者:"就这样吧。"

三、操作后的沟通:

护士:"王阿姨,今天的治疗做完了,您现在感觉怎样,腰部疼痛好些了吗?"

患者:"挺好的,感觉舒服多了。"

护士:"王阿姨,治疗完后尽量不要抓挠或打湿针刺部位,以免引起感染,好吗?"

患者:"好的。"

护士:"请问您还有什么需要吗?"

患者:"没有了。"

护士:"如果有需要,呼叫器放在床旁,请您随时呼叫我,我也会随时过来看你的。谢谢您的配合,祝您早日康复。"

酌情打开门窗,必要时撤掉屏风。

处理用物。

洗手,取口罩,记录。

第二节　电针法

电针是在针刺腧穴"得气"后,在针具上通过接近人体生物电的微量电流以防治疾病的一种技术操作。此法在针刺基础上,加以脉冲电的治疗作用,可提高疗效。

【目标】

遵照医嘱进行,治疗各种痛证、痹证、痿证、中风后遗症、外伤性瘫痪、脏器功能失调以及电针麻醉。

【评估】

1. 核对医嘱,明确方法及所取穴位、局部皮肤情况。
2. 患者既往史、当前症状、发病部位及相关因素。
3. 患者年龄、文化程度、心理状态及对疾病的认识。
4. 患者对此项操作的信任度。

【禁忌证】

1. 心脏病患者慎用(安装起搏器者绝对禁忌)。
2. 过敏性体质。
3. 精神异常不能配合者。
4. 身体极度虚弱的患者。
5. 有出血倾向的患者。

【操作要点】

一、环境要求:环境宽敞明亮,治疗台清洁干燥。

二、素质要求：仪表端庄，衣帽整齐，修剪指甲。

三、物品准备：电针仪、治疗盘、针盒(备各种毫针)、镊子、棉签及干棉球、皮肤消毒液、一次性中单、弯盘、浴巾、屏风等。

四、操作程序：

1. 转抄医嘱，双人核对医嘱，评估患者。

2. 洗手，戴口罩。备齐用物，携至床旁，做好解释，取得合作。再次核对医嘱。

3. 协助患者松开衣着。按电针部位，取合理体位。

4. 选好腧穴后，进行皮肤消毒，按毫电针法进针。

5. 有"得气"感应后，将电针仪输出电位器调至"0"，再将电针仪的两根导线分别连接在同侧肢体的两根针柄上。

6. 开启电针仪的电源开关，选择适当波型(密度：其高频脉冲一般在50～100次／秒，能降低神经应激功能；疏波低频常为2～5次／秒，刺激作用较强，能提高肌力韧带张力；其他尚有疏密波、断续波、锯齿波等)，慢慢旋转电位器由小至大逐渐调节输出电流到所需量值(患者有酸麻感，局部肌肉有抽动，即是所需的强度)。

7. 通电过程中应观察导线是否脱落，并注意患者的反应，有无晕针、弯针、折针等情况，通电时间遵医嘱。

8. 需强刺激时，调节电流时应逐渐由小到大，切勿突然增强，以致发生晕针或引起肌肉痉挛，造成弯针、折针等意外。

9. 额项、脊柱两侧及心前区等部位，电针时不能横贯通电，避免电流回路通过脊髓和心脏。

10. 经温针灸过的毫针，针柄因烧黑氧化而不导电，应将输出导线接在针体上。

11. 电针完毕，将电位器拨回到"0"位，关闭电源，拆除输出导线，将针慢慢提至皮下，迅速拔出，用无菌干棉球按压针孔片刻。

12. 操作完毕。再次核对医嘱。协助患者穿好衣裤，安置舒适体位，整理床单位，评估患者治疗效果，询问患者需求。

13. 清理用物,用物分类消毒处理。

14. 洗手,记录并签名。

【指导患者】

在针刺过程中出现头晕、目眩、面色苍白、胸闷、欲呕等属于晕针现象,及时通知医生。针刺时可能出现疼痛、血肿、滞针、弯针、酸麻、胀痛、沉、紧、涩。同时告知患者此操作具有局部肌肉抽动。

【注意事项】

1. 电针仪在使用前须检查性能,导线接触是否良好。如电流输出时断时续,应检修后再用。干电池使用过一段时间后,如电流输出微弱,需更换新电池。

2. 调节电流量时,应逐渐从小到大,切勿突然增强,防止肌肉强烈收缩,患者不能忍受,或造成弯针、断针、晕针等意外。

3. 电针仪最大输出电压在40伏以上者,最大输出电流应控制在1毫安以内,避免发生触电事故。

4. 一组电针的两个穴位,应在同一侧,以避免电流通过心脏。一般以取用同侧肢体1~3对穴位(即是用1~3对导线)为宜。

5. 在延髓和脊髓附近使用电针时电流宜小。

【操作沟通】

一、评估时的沟通:

双人核对,转抄治疗卡,再次双人核对,携治疗卡到床前。

护士:"您好! 我是你的责任护士小张,能告诉我您的名字吗?"

患者:"我叫李×。"

护士:"我能核对一下您的手腕带吗?"

患者:"可以。"

核对手腕带(床号、姓名、住院号、诊断),核对床头卡。

护士:"11床,李×大姐,您哪里不舒服?"

患者:"我双侧小腿疼痛。"

护士:"根据您的病情,遵医嘱今天为您进行电针治疗,它是先将针灸针扎在您双侧小腿穴位,然后接上导线,加强穴位刺激来疏通经络,缓解双侧小腿疼痛的一种治疗方法。请问您以前做过这项治疗吗?"

患者:"没有。"

护士:"这项治疗在进针时会有一点不舒服,接上电源后出现抖动,您会感觉酸、胀、麻,这样可以增强疗效,请您不用紧张,配合我放松就可以了,好吗?"

患者:"好的。"

护士:"这项治疗不能空腹进行,请问您吃饭了吗?"

患者:"吃了。"

护士:"您以前患有高血压、心脏病及出血性疾病吗?"

患者:"没有。"

护士:"请问您既往有什么过敏史吗? 现在在月经期吗?"

患者:"都没有。"

护士:"我能看一下您双侧小腿的皮肤吗?"

患者:"可以。"

护士:"您双侧小腿的皮肤完好,可以行电针治疗,此项治疗约需30分钟,需要我协助您去卫生间吗?"

患者:"好的,谢谢您!"

护士:"李×大姐,您先休息一会儿,我去准备用物,马上就来。"

视季节关闭门窗,根据治疗部位,必要时屏风遮挡。

二、操作时的沟通:

洗手,戴口罩,准备用物,携用物至病人床旁。

护士:"您好,能再告诉我一遍您的名字吗?"

患者:"可以,我叫李×。"

再次核对医嘱。核对手腕带(床号、姓名、住院号、诊断),核对床头卡。核对治疗部位和方法。

护士:"李×大姐,您是双侧小腿疼痛吗?"

患者:"是的。"

护士:"我现在为您进行电针治疗,请问您准备好了吗?"

患者:"已经准备好了,开始吧。"

护士:"好的,为了更好地暴露电针部位,我协助您翻个身,趴下好吗?"

患者:"好的。"

护士:"请问您这样趴着舒服吗?"

患者:"可以。"

护士:"为了避免弄脏您的床单元,我给您铺个一次性中单好吗?"

患者:"好的。"

护士:"我协助您抬一下身体,好吗?"

患者:"好的。"

暴露电针部位,再次核对。选穴定穴。注意保暖。

护士:"李大姐,我现在根据治疗的穴位进行定穴,我按压的地方有什么感觉?"

患者:"酸胀。"

护士:"这属于正常现象,如果按压的部位酸胀感最明显时,请您及时告诉我。"

患者:"好的。"

选好腧穴后,消毒局部穴位皮肤,根据治疗要求及无菌原则选针、取针,按毫电针法进针。

护士:"李大姐,请您放松,配合我好吗?"

患者:"好的。"

护士:"李大姐,您感觉怎么样? 有什么不舒服吗?"

患者:"感觉有点儿酸胀麻。"

护士:"这属于正常针感,中医叫得气,这样治疗效果会更好,请
　　　您不用担心。"

患者:"好的。"

将电针仪输出电位器调至"0",再将电针仪的两根导线分别连接在同侧肢体的两根针柄上。开启电针仪的电源开关,选择适当波型(密度:其高频脉冲一般在50～100次/秒,能降低神经应激功能:疏波低频常为2～5次/秒,刺激作用较强,能提高肌力韧带张力;其他尚有疏密波、断续波、锯齿波等),慢慢旋转电位器由小至大逐渐调节输出电流到所需量值(患者有酸麻感,局部肌肉有抽动,即是所需的强度)。

护士:"李大姐,我在您的双侧小腿共扎16针,现在需要接上导
　　　线,然后调节流量,以增加疗效,如果感觉刺激过大或过小
　　　请您及时告诉我,好吗?"

患者:"好的。"

护士:"李大姐,现在的刺激强度可以耐受吗?"

患者:"可以。"

护士:"李大姐,这项操作需要留针20分钟,如果有什么不舒服请
　　　您及时告诉我,好吗?"

患者:"好的,谢谢!"

在留针过程中及时观察患者电针情况,强度是否合适,导线是否脱落,询问患者有无不适。电针完毕,将电位器拨回到"0"位,关闭电源,拆除输出导线,将针慢慢提至皮下,迅速拔出,用无菌干棉球按压针孔片刻。

护士:"李大姐,留针时间到了,感觉还好吧? 我帮您取下针好吗?"

患者:"挺好的,可以。"

护士:"已经取好了,我帮您按压一下针刺部位,请您再坚持一
　　　会,好吗?"

患者:"好的。"

再次核对医嘱。

护士:"李大姐,我协助您穿好衣服翻身躺一会儿,好吗?"

患者:"好的。"

护士:"您感觉这样躺着还可以吗?"

患者:"可以。"

三、操作后的沟通:

护士:"李大姐,今天的治疗结束了,您现在感觉双侧小腿疼痛好些了吗?"

患者:"感觉舒服多了,没有先前那么僵,也没有那么痛了。"

护士:"李大姐,治疗完后尽量不要抓挠或打湿电针针刺部位的皮肤,以免引起感染;另外,双腿要注意保暖,别受寒,好吗?"

患者:"好的。"

护士:"请问您还有什么需要吗?"

患者:"没有了。"

护士:"如果有需要,呼叫器放在床旁,请您随时呼叫我,我也会随时过来看你的。谢谢您的配合,祝您早日康复。"

整理床单位。酌情打开门窗,必要时撤掉屏风。

处理用物。电针仪按照仪器保养进行。

洗手,取口罩,记录。

第三节　耳针法

耳针是采用耳针刺激耳廓上的穴位或反应点,通过经络传导,达到防治疾病目的的一种操作方法。

【目标】

遵照医嘱进行治疗,调整和改善功能性疾患、疼痛性疾病、预防保健及镇痛麻醉。

【评估】

1.核对医嘱。了解患者既往史、当前主要症状、发病部位及相关因素及耳部皮肤情况。

2.女性患者的生育史,有无流产史,当前是否怀有身孕。

3.患者年龄、文化程度、心理状态及对疾病的信心。

【禁忌证】

1.耳部有炎症、冻伤者。

2.有习惯性流产史的孕妇。

3.过度疲劳或身体极度衰弱者。

4.患有严重器质性病变和重度贫血患者。

【操作要点】

一、环境要求:环境宽敞明亮,治疗台清洁干燥。

二、素质要求:仪表端庄,衣帽整齐,修剪指甲。

三、物品准备:治疗盘,针盒(短毫针等),碘酊,乙醇,棉球,棉签,镊子,探棒,胶布,治疗巾,弯盘。

四、操作程序:

1.转抄医嘱,双人核对医嘱,评估患者。

2.洗手,戴口罩。备齐用物,携至床旁,做好解释,取得合作。再次核对医嘱。

3.协助患者取合理体位。

4.探查耳穴,方法有以下三种:

(1)观察法:按疾病的部位,在耳廓上相应部位寻找到充血、变色、丘疹、脱屑、凹陷处,即是该穴。

(2)按压法:一手持住患者耳轮后上方,暴露疾病在耳廓的相应部位,另一手用探棒(或毫针柄、火柴梗等)轻巧缓慢、用力均匀地按压,寻找耳穴压痛点,压痛最明显处即为耳针治疗点。

(3)电测定法:应用耳穴探测仪测定到的反应点,就是耳针的部位(穴位)。

5.核对穴位后,要严格消毒,消毒范围视耳廓大小而定。

6.一手固定耳廓,另一手进针,其深度以刺入软骨,但不透过对侧皮肤为度,留针。

7.为使局部达到持续刺激,临床多采用耳针刺激,以加强疗效。

8.在进行耳针治疗过程中及留针期间,如果患者感到局部热、麻、胀、重或感觉循经络放射传导为"得气",应密切观察有无晕针等不适情况。

9.起针后用无菌干棉球按压针孔片刻,以防出血,并涂以碘酊或乙醇消毒,预防感染。

10.操作完毕。再次核对医嘱。协助患者穿好衣裤,安置舒适体位,整理床单位,评估患者治疗效果,询问患者需求。

11.清理用物,用物分类消毒处理。

12.洗手,记录并签名。

【指导患者】

告知患者有热、麻、胀、痛感。

【注意事项】

1.严格执行无菌操作,预防感染。起针后如针孔发红,应及时处理,严防引起软骨膜炎。

2.年老体弱及高血压患者,耳针前后应适当休息。发生晕针,应及时处理。

3.对扭伤及肢体活动障碍的患者进针后,待耳廓充血发热时,应嘱患者适当活动患部,并在患部按摩、艾条灸等,以提高疗效。

【操作沟通】

一、评估时的沟通:

双人核对,转抄治疗卡,再次双人核对,携治疗卡到床前。

护士:"您好!我是你的责任护士周×,能告诉我您的名字吗?"

患者:"我叫周×。"

护士:"我能核对一下您的手腕带吗?"

患者:"可以。"

核对手腕带(床号、姓名、住院号、诊断),核对床头卡。

护士:"16床周×老师,您哪里不舒服?"

患者:"我最近血压有点高,还有点头晕。"

护士:"根据您的病情,遵医嘱为您进行耳针治疗,它是将毫针留在您的耳部穴位上,通过刺激穴位来改善您的血压,从而改善您的头晕症状的一种治疗方法。请问您以前做过这项治疗吗?"

患者:"没有。"

护士:"这项治疗在进针时会有一点不舒服,请您不用紧张,配合我放松就可以了。好吗?"

患者:"好的。"

护士:"这项治疗不能空腹进行,请问您吃饭了吗?"

患者:"吃了。"

护士:"您以前有高血压、心脏病吗?"

患者:"最近血压有点高,没有心脏病。"

护士:"请问是在月经期吗?"

患者："月经刚干净3天。"

护士："我能看一下您耳部的皮肤吗?"

患者："可以。"

护士："您耳部的皮肤完好,可以行耳针治疗,此项治疗约需10分钟,需要我协助您去卫生间吗?"

患者："好的,谢谢您!"

护士："周老师,您先休息一会儿,我去准备用物,待会就来。"

视季节关闭门窗。

二、操作时的沟通:

洗手,戴口罩,准备用物,携用物至病人床旁。

护士："您好,能再告诉我一遍您的名字吗?"

患者："可以,我叫周×。"

再次核对医嘱。核对手腕带(床号、姓名、住院号、诊断),核对床头卡。核对治疗部位和方法。

护士："周×老师,您最近血压有点高,还感到头晕,是吗?"

患者："是的。"

护士："我现在为您进行耳针治疗,请问您准备好了吗?"

患者："准备好了,开始吧。"

护士："好的,为了更好地暴露耳针部位,您坐起来好吗?"

患者："好的。"

护士："请问您这样坐着舒适吗?"

患者："舒适。"

护士："为了避免弄脏您的衣服,我在您的肩上给您铺个治疗巾好吗?"

患者："好的。"

暴露耳针部位,再次核对。探查耳穴,核对穴位。

护士："周老师,今天我为您选取的穴位是降压沟、神门及心穴,现在用探棒探测穴位敏感点,探棒按压的部位有什么感觉?"

患者:"酸胀。"

护士:"如果感觉最酸胀时,请您及时告诉我,那就是我们要针刺的最佳穴位。"

患者:"好的。"

消毒局部穴位皮肤,消毒范围视耳廓大小而定。根据治疗要求及无菌原则选针、取针。

护士:"周老师,请您放松,配合我好吗?"

患者:"好的。"

一手固定耳廓,另一手进针,其深度以刺入软骨,但不透过对侧皮肤为度。

护士:"周老师,您感觉怎么样?有什么不舒服吗?"

患者:"感觉有点儿酸胀麻。"

护士:"这属于正常针感,中医叫得气,这样治疗效果会更好,请您不用担心"

患者:"好的。"

留针,必要时运针。

护士:"周老师,我在您的双侧耳部共留了6针,每个耳部各3针,需要留针30分钟,如果有什么不舒服请您及时告诉我,好吗?"

患者:"好的,谢谢!"

在留针过程中及时观察患者耳针情况,询问患者有无不适,必要时运针。

护士:"周老师,留针时间到了,没有什么不舒服吧?我帮您取针好吗?"

患者:"挺好的,没有什么不舒服。"

起针,用无菌干棉球按压针孔片刻,以防出血。并涂以碘酊或乙醇消毒,预防感染。

护士:"我帮您按压一下针孔部位,以免针孔部位出血,现在用乙醇棉球消毒,以防感染。"

患者："谢谢你！你真细心。"

再次核对医嘱。

护士："周老师，我协助躺一会儿还是坐一会？"

患者："坐着。"

三、操作后的沟通：

护士："周老师，今天的治疗做完了，您现在感觉怎样，有没有什么不舒服吗？"

患者："挺好的，耳朵有点热。"

护士："耳部皮肤微微发红发热，属于正常反应。请您尽量不要抓挠或弄湿耳针部位，以免引起感染，好吗？"

患者："好的。"

护士："请问您还有什么需要吗？"

患者："没有了。"

护士："如果有需要，呼叫器放在床旁，请您随时呼叫我，我也会随时过来看你的。谢谢您的配合，祝您早日康复。"

酌情打开门窗。

处理用物。

洗手，取口罩，记录。

第四节　皮内针法

　　皮内针法又称"埋针"，它是将特制的图钉型或麦粒型针具刺入皮内固定留置一定时间，给皮肤以弱而长时间的刺激，以调整经络脏腑功能，以达到防治疾病的一种操作方法。

【目标】

遵照医嘱进行治疗,临床中需要较长时间留针的慢性顽固性疾病和经常发作的疼痛性疾病。如头痛、牙痛、胃脘痛、哮喘、痹证、不寐、遗尿以及痛经、月经不调等,以缓解症状。

【评估】

1. 核对医嘱。了解既往史、当前症状、发病部位及相关因素。

2. 患者年龄、文化程度、当前心理状态及疾病的认识。

【禁忌证】

局部皮肤有炎症、外伤或有出血倾向及水肿的患者。

【操作要点】

一、环境要求:环境宽敞明亮,治疗台清洁干燥。

二、素质要求:仪表端庄,衣帽整齐,修剪指甲。

三、物品准备:治疗盘、针盒(皮内针),皮肤消毒液,棉签,镊子,胶布,一次性中单,弯盘。必要时备浴巾和屏风。

四、操作程序:

1. 转抄医嘱,双人核对医嘱,评估患者。

2. 洗手,戴口罩。备齐用物,携至床旁,做好解释,取得合作。再次核对医嘱,核对姓名、诊断、针刺部位。

3. 协助患者松开衣着。按针刺部位,取合理体位。注意保暖。

4. 术者消毒手指后,按常规消毒局部皮肤。

5. 根据病情或遵医嘱,实施相应的皮内针刺法。

(1)麦粒型皮内针法:用镊子夹住针身对准穴位,沿皮肤横刺入皮内,针身埋入后将留在皮肤表面的针柄用胶布固定。

(2)图钉型皮内针法:用镊子夹住针圈,将针尖对准穴位刺入,使环状针柄平整地留在皮肤表面,用胶布固定。

6.留针时间视季节而定。留针期间,必要时每隔2～4小时用手指按压埋针部位,以加强刺激增进疗效。

7.埋针期间,如患者感觉疼痛或肢体活动受限,应立即起针,进行适当处理,必要时改选穴位重新埋针。

8.起针后,用干棉球按压针孔片刻,局部应做常规消毒,以防出血。

9.操作完毕。再次核对医嘱。协助患者穿好衣裤,安置舒适体位,整理床单位,评估患者治疗效果,询问患者需求。

10.清理用物,用物分类消毒处理。

11.洗手,记录并签名。

【指导患者】

埋针部位可能出现疼痛感。

【注意事项】

1.埋针穴位宜固定而不妨碍肢体活动的部位,关节附近不宜埋针,因活动时会引起疼痛。胸腹部因呼吸时活动幅度较大,亦不宜埋针。

2.留针时间视病情及季节不同而定,出汗较多,不宜留置时间太长。埋针处不可着水,以防感染。

3.埋针后,若病人感觉刺痛或妨碍肢体活动时,应将针取出重埋。

4.凡使用过的针具等物,需先经消毒液浸泡消毒,然后再清洗、检针、修针,最后进行灭菌处理。

【操作沟通】

一、评估时的沟通:

双人核对,转抄治疗卡,再次双人核对,携治疗卡到床前。

护士:"您好! 我是你的责任护士小李,能告诉我您的名字吗?"

患者:"我叫赵×。"

护士:"我能核对一下您的手腕带吗?"

患者:"可以。"

核对手腕带(床号、姓名、住院号、诊断),核对床头卡。

护士:"21床赵×,您哪里不舒服?"

患者:"最近失眠,睡不着觉。"

护士:"根据您的病情,遵医嘱为您进行皮内针治疗,它是将特制的图钉型刺入皮内固定留置一定时间,给皮肤以弱而长时间的刺激,以调整经络脏腑功能,改善您失眠的症状。请问您以前做过这项治疗吗?"

患者:"没有。"

护士:"这项治疗在进针时会有一点疼痛,但可以耐受,请您不用紧张,配合我放松就可以了,好吗?"

患者:"好的。"

护士:"这项治疗不能空腹进行,请问您吃饭了吗?"

患者:"吃了。"

护士:"您以前患有高血压、心脏病或其他疾病吗?"

患者:"没有。"

护士:"今天我们选的穴位是申脉和照海,部位在双足,我能看一下您双足的皮肤吗?"

患者:"可以。"

护士:"皮肤完好,可以做这项治疗,整个治疗时间大约2小时,需要我协助您去卫生间吗?"

患者:"不用,谢谢您!"

护士:"赵大姐,您先休息一会儿,我去准备用物,马上就来。"

视季节关闭门窗。

二、操作时的沟通:

洗手,戴口罩,准备用物,携用物至病人床旁。

护士:"您好,能再告诉我一遍您的名字吗?"

患者:"可以,我叫赵×。"

再次核对医嘱,核对手腕带(床号、姓名、住院号、诊断),核对床头卡。核对治疗部位和方法。

护士:"赵大姐,您是失眠吗?"

患者:"是的。"

护士:"我现在为您进行皮内针治疗,请问您准备好了吗?"

患者:"已经准备好了,开始吧。"

按针刺部位,取合理体位。注意保暖。

护士:"好的,这项治疗需要躺着,我协助您躺下,好吗?"

患者:"好的。"

护士:"请问您这样躺着舒服吗?"

患者:"可以。"

护士:"为了避免弄脏您的衣物,我在您的双足下铺个一次性中单好吗?"

患者:"好的。"

暴露针刺部位,再次核对,选穴,定穴。

护士:"赵大姐,我按压的部位有什么感觉?"

患者:"酸胀。"

护士:"这属于正常现象,请您不用担心。"

患者:"好的。"

术者消毒手指后,按常规消毒局部穴位皮肤,根据治疗要求及无菌原则选针、取针。根据病情或遵医嘱,实施相应的皮内针刺法。

护士:"赵大姐,请您放松,配合我好吗?"

患者:"好的。"

护士:"赵大姐,您感觉怎么样? 有什么不舒服吗?"

患者:"感觉有点儿酸胀麻。"

护士:"这叫得气,这样治疗效果会更好,请您不用担心。"

患者:"好的。"

护士:"我在您的双足各留针二枚,现在需要留针2小时,埋针期间,如果您感觉疼痛或肢体活动受限,请您及时告诉我,我会及时进行处理。您放心,中途我会来看您的。"

患者:"好的,谢谢!"

在留针过程中及时观察患者针刺情况,询问患者有无不适,必要时按压埋针部位,以加强刺激增进疗效。

护士:"赵大姐,埋针时间到了,我帮您取针好吗?"

患者:"好的。"

护士:"我帮您按压一下针孔部位,再用碘伏消毒一下针刺部位皮肤,以防感染,请您再坚持一会,好吗?"

患者:"好的。"

再次核对医嘱。

护士:"赵大姐,我协助您躺好休息一会儿,好吗?"

患者:"好的。"

三、操作后的沟通:

护士:"赵大姐,今天的治疗结束了,您现在感觉怎么样?"

患者:"感觉轻松多了。"

护士:"赵大姐,治疗完后尽量不要抓挠或弄湿针刺部位,以免引起感染,好吗?"

患者:"好的。"

护士:"请问您还有什么需要吗?"

患者:"没有了。"

护士:"如果有需要,呼叫器放在床旁,请您随时呼叫我,我也会随时过来看你的。谢谢您的配合,祝您早日康复。"

酌情打开门窗。

处理用物。

洗手,取口罩,记录。

第五节　水针法

　　水针法又称穴位注射,是在穴位内进行药物注射的一种技术操作。它是将针刺及药物对穴位的渗透刺激作用和药物的药理作用结合在一起,发挥综合效能,达到治疗疾病的目的。

【目标】

　　遵照医嘱进行治疗,缓解各类痹证、中风、痿证、腿扭伤、面瘫、三叉神经痛、坐骨神经痛、经痛、头痛、失眠等,通过针刺及药物对穴位的渗透作用,结合在一起发挥综合效能,提高疗效,改善症状。

【评估】

　　1. 核对医嘱,明确药物、穴位;患者体质、局部皮肤情况。

　　2. 患者既往史、当前主要症状、发病部位及相关因素。

　　3. 患者年龄、文化程度、当前心理状态和对疾病的认识。

　　4. 患者有无对某种药物过敏史。

　　5. 评估患者自理能力。

【禁忌证】

　　1. 患者疲乏、饥饿或精神高度紧张时慎用。

　　2. 局部皮肤有感染、瘢痕或有出血倾向及高度水肿者禁用。

　　3. 孕妇不宜在腰骶部和下腹部注射。

　　4. 酒后、饭后以及强体力劳动过度时不可立即注射。

【操作要点】

　　一、环境要求:环境宽敞明亮,治疗台清洁干燥。

二、素质要求:仪表端庄,衣帽整齐,修剪指甲。

三、物品准备:治疗盘,药物,无菌注射器及针头,砂轮,皮肤消毒液,镊子,棉签,一次性中单等。必要时备浴巾及屏风。

四、操作程序:

1.转抄医嘱,双人核对医嘱,评估患者。

2.洗手,戴口罩。备齐用物,携至床旁,做好解释,取得合作。再次核对医嘱。

3.协助取合适体位,松开衣着,暴露局部皮肤,注意保暖。

4.选好腧穴后,先用拇指按压穴位,并询问患者有无感觉。

5.再次核对,确定注射穴位,测试患者局部感觉反应,常规消毒局部皮肤,严格按照无菌操作执行。

6.术者手持注射器(排除空气),另一手绷紧皮肤,针尖对准穴位迅速刺入皮下,然后用针刺手法将针身刺至一定深度,并上下提插,得气后若回抽无血,即将药液缓慢注入。如所用药量较多,可于推入部分药液后,将针头稍微提起再注入余药。

7.在注射过程中,应密切观察患者病情,如出现弯针、折针等意外,应紧急处理。

8.药液注完后快速拔针,用无菌棉签轻按针孔片刻,以防出血。

9.操作完毕。再核医嘱。协助患者穿好衣裤,安置舒适体位,整理床单位,评估患者治疗效果,询问患者需求。

10.清理用物,用物分类消毒处理。

11.洗手,记录并签名。

【指导患者】

注射部位疼痛、酸胀,避免沾水,以免感染。

【注意事项】

1.严格执行"三查七对"及无菌操作规程,注意药物配伍禁忌。

有毒性不良反应或刺激性较强的药物不宜采用。凡能引起过敏反应的药物,必须先做皮肤过敏试验,结果为阴性者,方可使用。

2. 按医嘱处方进行操作,要熟练掌握穴位的部位、注入的深度。每穴注射的药液遵照医嘱而定。

3. 药液不可注入血管内,注射时如回抽有血,必须避开血管后再注射。患者有触电感时针体往外退出少许后再进行注射。

4. 操作前应检查注射器有无漏气、针头是否有钩等情况。注射器的毁型与处理按消毒隔离的规范要求实施(一人一针一毁型,不可重复使用)。

【操作沟通】

一、评估时的沟通:

双人核对,转抄治疗卡,再次双人核对,携治疗卡到床前。

护士:"您好! 我是你的责任护士兰×,能告诉我您的名字吗?"

患者:"我叫赵×。"

护士:"我能核对一下您的手腕带吗?"

患者:"可以。"

核对手腕带(床号、姓名、住院号、诊断),核对床头卡。

护士:"17床,赵×,您哪里不舒服?"

患者:"我腿部疼痛。"

护士:"根据您的病情,遵医嘱为您进行水针治疗,也就是穴位注射药物,它是将药物注射到穴位,通过针刺刺激和药物渗透作用结合在一起,发挥综合效能,达到治疗疾病的目的。请问您以前做过这项治疗吗?"

患者:"没有。"

护士:"这项治疗在进针时会有一点不舒服,注射药物时有点儿酸胀,请您不用紧张,配合我放松就可以了。好吗?"

患者:"好的。"

护士："这项治疗不能空腹进行,请问您吃饭了吗?"

患者："吃了。"

护士："喝酒了没有?"

患者："没有。"

护士："请问您以前对什么药物过敏吗?"

患者："没有。"

护士："您以前有高血压、心脏病吗?"

患者："没有。"

护士："我能看一下您腿部的皮肤吗?"

患者："可以。"

护士："您腿部的皮肤完好,可以行针刺治疗,此项治疗大约需10
　　　分钟,需要我协助您去卫生间吗?"

患者："不用,我自己去。"

护士："赵师傅,您先休息一会儿,我去准备用物,马上就来。"
视季节关闭门窗,根据治疗部位,必要时屏风遮挡。

二、操作时的沟通:

洗手,戴口罩,准备用物,携用物至病人床旁。

护士："您好,能再告诉我一遍您的名字吗?"

患者："可以,我叫赵×。"

再次核对医嘱。核对手腕带(床号、姓名、住院号、诊断),核对床
头卡。核对治疗部位和方法。

护士："赵×师傅,您是腿痛吗?"

患者："是的。"

护士："我现在为您进行水针治疗,请问您准备好了吗?"

患者："已经准备好了,开始吧。"

护士："好的,我协助您躺下好吗?"

患者："好的。"

护士："请问您这样躺着舒服吗?"

患者:"可以。"

护士:"为了避免弄脏您的床单元,我给您铺个一次性中单好吗?"

患者:"好的。"

护士:"我协助您抬一下双腿,好吗?"

患者:"好的。"

暴露针刺部位,再次核对。选穴定穴。注意保暖。选好腧穴后,先用拇指按压穴位,并询问患者有无感觉。

护士:"赵师傅,今天治疗的穴位是足三里,我按压的这个部位有什么感觉?"

患者:"酸胀。"

护士:"这属于正常现象,请您不用担心。"

患者:"好的。"

再次核对,确定注射穴位,测试患者局部感觉反应,常规消毒局部皮肤,根据治疗要求及无菌原则选针、取针。严格按照无菌操作执行。

护士:"赵师傅,请您放松,配合我好吗?"

患者:"好的。"

术者手持注射器(排除空气),另一手绷紧皮肤,针尖对准穴位迅速刺入皮下,然后用针刺手法将针身刺至一定深度,并上下提插,得气后若回抽无血,即将药液缓慢注入。如所用药量较多,可于推入部分药液后,将针头稍微提起再注入余药。

护士:"赵师傅,您感觉怎么样? 有什么不舒服吗?"

患者:"感觉有点儿酸胀麻。"

护士:"这属于正常针感,中医叫得气,这样治疗效果会更好,请您不用担心。"

患者:"好的。"

护士:"赵师傅,我在您的腿部足三里进行注射药物,有点酸胀,如果有其他什么不舒服请您及时告诉我,好吗?"

患者:"好的,谢谢!"

　　在注射过程中,应密切观察患者病情,询问患者有无不适,若有意外,应紧急处理。药液注完后快速拔针,用无菌棉签轻按针孔片刻,以防出血。

护士:"赵师傅,注射完了,我帮您取针好吗?"

患者:"好的。"

护士:"我帮您按压一下针孔部位,以免注射药物外溢,然后用碘酊对治疗部位进行消毒,以防感染。您再坚持一会,好吗?"

患者:"好的。"

再次核对医嘱。

护士:"赵师傅,我协助您穿好衣服,您想躺一会还是坐一会儿?"

患者:"就这样躺着。"

护士:"这样躺着舒适吗?"

患者:"可以。"

三、操作后的沟通:

护士:"赵师傅,今天的治疗做完了,您现在感觉怎样,腿部疼痛好些了吗?"

患者:"挺好的,感觉双腿注射部位有点胀。"

护士:"没关系,休息一会就好了。治疗完后尽量不要抓挠或打湿针刺部位,以免引起感染,好吗?"

患者:"好的。"

护士:"请问您还有什么需要吗?"

患者:"没有了。"

护士:"如果有需要,呼叫器放在床旁,请您随时呼叫我,我也会随时过来看你的。谢谢您的配合,祝您早日康复。"

酌情打开门窗,必要时撤掉屏风。

处理用物。

洗手,取口罩,记录。

第六节　皮肤针法

皮肤针又称梅花针、七星针,是以5～7枚钢针集成一束,固定在针柄的一端,形如小锤,用之叩刺穴位的一种技术操作。此法是通过叩刺局部皮肤,以疏通经络,调节脏腑之气,达到防治疾病之目的。

【目标】

遵照医嘱进行治疗高血压病、头痛、胁痛、斑秃、牛皮癣(神经性皮炎),减轻临床症状,改善近视眼及小儿麻痹后遗症等。

【评估】

1. 核对医嘱。了解既往史、当前症状、发病部位及相关因素。

2. 患者年龄、文化层次、对疾病的认识。

3. 局部皮肤情况。

【禁忌证】

1. 局部皮肤有破溃或瘢痕禁用。

2. 有传染性疾病或出血倾向者慎用。

【操作要点】

一、环境要求:环境宽敞明亮,治疗台清洁干燥。

二、素质要求:仪表端庄,衣帽整齐,修剪指甲。

三、物品准备:治疗盘,皮肤针,皮肤消毒液,棉签,治疗巾,弯盘。必要时备浴巾和屏风。

四、操作程序:

1. 转抄医嘱,双人核对医嘱,评估患者。

2. 洗手,戴口罩。备齐用物,携至床旁,做好解释,取得合作。再次核对医嘱。

3. 协助取合理体位,松开衣着,暴露选择叩刺部位(循经叩刺即循经络路线叩刺;穴位叩刺是在有关穴位处叩刺;局部叩刺是在患处叩刺),进行皮肤消毒。注意保暖。

4. 检查针具后,手握针柄后段,食指直伸压在针柄中段,针尖端对准叩刺部位,使用手腕之力,将针尖垂直刺在皮肤上,并迅速提起,反复进行,一般每分钟70~90次。

5. 刺激的强度,根据患者体质、年龄、病情及叩刺部位的不同,分弱、中、强三种刺激强度。

(1)弱刺激:用较轻腕力进行叩刺,以局部皮肤略有潮红、患者无疼痛为度。适于老弱妇儿、虚证患者及头面部肌肉浅薄处。

(2)强刺激:用较重的腕力叩刺,局部皮肤可见隐隐出血,患者有疼痛感觉。适于身强体壮、实证患者及肩背、腰臀等肌肉丰厚处。

(3)中刺激:用力介于强弱两种叩刺之间,局部皮肤潮红,但无渗血,患者稍感疼痛。适于一般疾病。除头面外,身体大部均可使用。

6. 在叩刺过程中,应观察患者面色、神情,询问有无不适反应,了解患者心理、生理感受。

7. 叩刺完毕,消毒局部皮肤,以防感染。再次核对医嘱。

8. 协助患者穿好衣裤,安置舒适体位,整理床单位,评估患者治疗效果,询问患者需求。

9. 清理用物,用物分类消毒处理。

10. 洗手,记录并签名。

【指导患者】

局部有轻度出血、疼痛。

【注意事项】

1. 叩刺躯干时,应注意保暖,避免受凉。

2. 皮肤针针尖必须平齐、无钩、无锈,针柄与针尖连接处必须牢固,以防叩刺时滑动。

3. 叩刺时用力须均匀,针尖要垂直而下、垂直而起,避免斜、钩、挑,以减轻疼痛。

4. 使用过的针具,先经消毒液浸泡再清洗、检针,最后经灭菌处理后备用。

【操作沟通】

一、评估时的沟通:

双人核对,转抄治疗卡,再次双人核对,携治疗卡到床前。

护士:"您好! 我是你的责任护士古×,能告诉我您的名字吗?"

患者:"我叫陈×。"

护士:"我能核对一下您的手腕带吗?"

患者:"可以。"

核对手腕带(床号、姓名、住院号、诊断),核对床头卡。

护士:"19床陈×,您哪里不舒服?"

患者:"我最近头疼。"

护士:"根据您的病情,遵医嘱为您进行皮肤针治疗,它是通过叩刺头部疼痛部位皮肤,以疏通经络,调节脏腑之气,达到防治疾病之目的。请问您以前做过这项治疗吗?"

患者:"没有。"

护士:"在叩刺的过程中局部会有轻度出血、疼痛,请您不用紧张,配合我放松就可以了,好吗?"

患者:"好的。"

护士:"这项治疗不能空腹进行,请问您吃饭了吗?"

患者:"吃了。"

护士:"您以前患过血液方面及其他疾病吗?"

患者:"没有。"

护士:"我能看一下您头部的皮肤吗?"

患者:"可以。"

护士:"您头部皮肤完整无瘢痕,可以行叩刺治疗,此项治疗约需20分钟,需要我协助您去卫生间吗?"

患者:"不用了,谢谢您!"

护士:"陈老师,您先休息一会儿,我去准备用物,马上就来。"

视季节关闭门窗,根据治疗部位,必要时用屏风遮挡。

二、操作时的沟通:

洗手,戴口罩,准备用物,携用物至病人床旁。

护士:"您好,能再告诉我一遍您的名字吗?"

患者:"可以,我叫陈×。"

再次核对医嘱。核对手腕带(床号、姓名、住院号、诊断),核对床头卡。核对治疗部位和方法。

护士:"陈×老师,您是头疼吗?"

患者:"是的。"

护士:"我现在为您进行皮肤针治疗,请问您准备好了吗?"

患者:"已经准备好了,开始吧。"

护士:"好的,我协助您躺下还是坐着呢?"

患者:"坐着吧。"

护士:"请问您这样舒服吗?"

患者:"可以。"

暴露针刺部位,选穴定穴。再次核对。注意保暖。

护士:"陈老师,我按压的部位有什么感觉?"

患者:"疼。"

护士:"陈老师,请您不用担心,配合我放松好吗?"

患者:"好的。"

消毒局部穴位皮肤,检查针具,符合要求。手握针柄后段,食指直伸压在针柄中段,针尖端对准叩刺部位,使用手腕之力,将针尖垂直刺在皮肤上,并迅速提起,反复进行。

护士:"陈老师,您感觉怎么样? 有什么不舒服吗?"

患者:"感觉有点儿疼。"

护士:"叩刺一般需要每分钟达到70~90次,在叩刺过程中有点疼,
　　　还有点少量出血,这属于正常现象,请您不用担心,好吗?"

患者:"好的。"

根据患者体质、年龄、病情及叩刺部位的不同,采取不同刺激的强度。在叩刺过程中,应观察患者面色、神情,询问有无不适反应,了解患者心理、生理感受。在叩刺过程中及时观察患者情况,询问患者有无不适。

护士:"陈老师,这样的强度您可以承受吗? 如果有其他什么不
　　　舒服请您及时告诉我,好吗?"

患者:"可以,谢谢你!"

护士:"陈老师,叩刺好了,感觉还好吗?"

患者:"还好。"

叩刺完毕,消毒局部皮肤。再次核对医嘱。

护士:"陈老师,您想躺一会还是坐一会儿?"

患者:"躺着吧。"

三、操作后的沟通:

护士:"陈老师,今天的治疗结束了,您现在感觉怎样,头痛是不
　　　是好些了?"

患者:"感觉舒服多了。"

护士:"请您尽量不要抓挠或弄湿叩刺部位,以免引起感染,好吗?"

患者:"好的。"

护士:"请问您还有什么需要吗?"

患者:"没有了。"

护士:"如果有需要,呼叫器放在床旁,请您随时呼叫我,我也会
随时过来看你的。谢谢您的配合,祝您早日康复。"

酌情打开门窗,必要时撤掉屏风。

处理用物。

洗手,取口罩,记录。

第七节　放血疗法

放血疗法是针刺方法的一种,是用"三棱针"根据不同病情,刺破
人体特定部位的表浅血管,放出适量血液,通过活血理气,达到疏通
经络、调整脏器气血的功能。

【目标】

治疗面部痤疮病人,丹毒病人和顽癣等。

【评估】

1. 核对医嘱。明确方法及所取穴位,局部皮肤情况。

2. 患者既往史、当前症状,发病部位及相关因素。

3. 患者年龄、文化程度、心理状态及对疾病的认识。

【禁忌证】

1. 体质虚弱、贫血严重及低血压者慎刺。对于饥饿、疲劳、精神
高度紧张者,宜进食、休息、解除思想顾虑后施治。

2. 孕妇、产后、习惯性流产者禁刺。月经期间最好不要刺。外伤

有大出血者,动脉处及危重烈性传染病人和严重心、肝、肾功能损害者禁刺。

3. 对于重度下肢静脉曲张者慎刺。一般下肢静脉曲张者,应选取边缘较小的静脉,注意控制出血量。

4. 皮肤有感染、溃疡、瘢痕,不要直接针刺局部患处,可在周围选穴针刺。

5. 血友病、血小板减少性紫癜等凝血机制障碍者,慎刺或禁刺。

【操作要点】

一、环境要求:环境宽敞明亮,治疗台清洁干燥。

二、素质要求:仪表端庄,衣帽整齐,修剪指甲。

三、物品准备:治疗盘,三棱针,碘伏,纱布,弯盘,胶布,棉签,火罐,打火机,治疗巾。必要时备浴巾和屏风。

四、操作程序:

1. 转抄医嘱,双人核对医嘱,评估患者。

2. 洗手,戴口罩。备齐用物,携至床旁,做好解释,取得合作。再次核对医嘱。

3. 协助取合理体位,松开衣着,暴露点刺部位。注意保暖。

4. 选好点刺之穴位血络及点刺方法,拇指按压穴位,并询问患者有无感觉。常用刺法有:

(1)腧穴点刺:先在腧穴部位上下推按,使血聚集穴部,常规消毒皮肤、针尖后,右手持针对准穴位迅速刺入0.3厘米,立即出针,轻轻按压针孔周围,使出血数滴,然后用消毒干棉球按压针孔止血。

(2)刺络:用三棱针缓慢地刺入已消毒的较细的浅静脉,使少量出血,然后用消毒干棉球按压止血。

(3)散刺:又叫豹文刺,按不同疾病有两种不同刺法:①顽癣、疖肿初起(未化脓),严密消毒后可在四周刺出血。②扭伤、挫伤后局部瘀肿,在瘀肿局部消毒后如豹纹般散刺出血。

(4)挑刺:左手按压施术部位的两侧,或夹起皮肤,使皮肤固定,右手持针,将经过严密消毒过的腧穴或反应点的表皮挑破,使出血或流出黏液;也可再刺入0.5厘米左右深,将针身倾斜并使针尖轻轻提高,挑断皮下部分纤维组织,然后局部消毒,覆盖敷料。

5. 局部用碘伏常规消毒。消毒进针时检查针柄是否松动,针身和针尖是否弯曲或带钩,术者消毒手指。

6. 右手持针,左手固定点刺部位,将针尖对准选好部位,迅速刺入0.1～0.3厘米立即拔出。

7. 在点刺部位拔罐,让血液更好地流通。

8. 观察皮肤颜色及血量,2～3分钟之后起罐,用棉签压迫止血。

9. 在点刺过程中,密切观察有无不适等情况。如出现意外,紧急处理。再次核对医嘱。

10. 操作完毕,消毒局部皮肤,以防感染。再次核对医嘱。协助患者穿好衣裤,安置舒适体位,整理床单位,评估患者治疗效果,询问患者需求。

11. 清理用物,用物分类消毒处理。

12. 洗手,记录并签名。

【指导患者】

局部有轻度疼痛、瘀斑属正常现象。

【注意事项】

1. 操作前给患者做好解释工作,消除不必要的顾虑。

2. 点刺针具必须严格消毒,防止感染。

3. 点刺放血时应注意手法轻、稳、准、快,进针不宜过深,创口不宜过大,以免损伤其他组织。划割血管时,宜划破即可,切不可割断血管。

4. 一般放血量为5滴左右,宜1日或2日1次;放血量大者,1周放血不超过2次。1～3次为一疗程。如出血不易停止,要采取压迫止血。

5. 此针刺激颇强,治疗时须注意患者体位舒适,并须与医生配合,还须注意预防晕针。

【操作沟通】

一、评估时的沟通:

双人核对,转抄治疗卡,再次双人核对,携治疗卡到床前。

护士:"您好!我是你的责任护士于×,能告诉我您的名字吗?"

患者:"我叫张×。"

护士:"我能核对一下您的手腕带吗?"

患者:"可以。"

核对手腕带(床号、姓名、住院号、诊断),核对床头卡。

护士:"26床张×,请问您哪里不舒服?"

患者:"我前天不小心把右脚扭伤,右脚脚背肿胀疼痛。"

护士:"根据您的病情,遵医嘱为您进行放血治疗,它是刺破您的右侧足背疼痛地方的表浅血管,放出适量血液,通过活血理气,达到疏通经络、调整脏器气血的功能。请问您以前做过这项治疗吗?"

患者:"没有。"

护士:"这项治疗会有一点疼痛,还会有少量出血,请您不用紧张,配合我放松就可以了。好吗?"

患者:"好的。"

护士:"这项治疗不能空腹进行,请问您吃饭了吗?"

患者:"吃了。"

护士:"您以前患有高血压、心脏病吗?"

患者:"没有。"

护士:"您以前患有血液方面的疾病?"

患者:"没有。"

护士:"您有没有发生过晕血或者晕针现象?"

患者:"没有。"

护士:"我能看一下您右侧足背的皮肤吗?"

患者:"可以。"

护士:"您右侧足背的皮肤肿胀,放血疗法有很多方法,给您采用散刺疗法,此项治疗约需20分钟,需要我协助您去卫生间吗?"

患者:"好的,谢谢您!"

护士:"张师傅,您先休息一会儿,我去准备用物,马上就来。"

视季节关闭门窗,根据治疗部位,必要时用屏风遮挡。

二、操作时的沟通:

洗手,戴口罩,准备用物,携用物至病人床旁。

护士:"您好,能再告诉我一遍您的名字吗?"

患者:"可以,我叫张×。"

再次核对医嘱。核对手腕带(床号、姓名、住院号、诊断),核对床头卡。核对治疗部位和方法。

护士:"张×,您是右侧足背疼痛吗?"

患者:"是的。"

护士:"我现在为您进行放血治疗,请问您准备好了吗?"

患者:"准备好了,开始吧。"

护士:"好的。您看您愿意躺着还是坐着?"

患者:"躺下吧,我还是有点紧张。"

护士:"不用害怕,我给您放首歌儿听听,这样可以转移您的注意力,减轻疼痛,请问您这样躺着舒服吗?"

患者:"可以。"

护士:"为了避免弄脏您的床单元,我给您右脚下铺个一次性中单好吗?"

患者:"好的。"

护士:"我协助您抬一下右脚,好吗?"

患者:"好的。"

暴露针刺部位,再次核对。按压瘀肿局部,并询问患者有无感觉,注意保暖。

护士:"张师傅,我按压的部位有什么感觉?"

患者:"胀疼。"

护士:"请您不用担心,配合我放松。"

患者:"好的。"

局部用碘伏常规消毒。检查针具,符合要求,术者消毒手指。右手持针,左手固定点刺部位,将针尖对准选好部位,迅速刺入0.1~0.3厘米立即拔出。

护士:"张师傅,今天我给您采取的是散刺,在您右侧足背上红肿的地方进行,可能会有点疼,感觉还好吧?"

患者:"没事。"

按常规检查火罐,符合要求,在点刺部位拔罐。

护士:"张师傅,为了增加疗效,我在放血部位拔个罐,留罐2~3分钟,让血液更好地流通,配合我好吗?"

患者:"好的。"

护士:"张师傅,您感觉怎么样? 有什么不舒服吗?"

患者:"还好。"

护士:"张师傅,这个罐需要保留2~3分钟,让血液更好地流通,如果有什么不舒服请您及时告诉我,好吗?"

患者:"好的,谢谢!"

在放血过程中及时观察患者情况,观察皮肤颜色及血量,询问患者有无不适。起罐,用棉签压迫止血。

护士:"张师傅,治疗做好了,感觉还好吗? 我用棉签帮您按压一下,以免继续出血。"

患者:"谢谢您! 我感觉舒服多了。"

治疗完毕,消毒局部皮肤。再次核对医嘱。

护士:"张师傅,您先躺着休息,可以把右腿抬高,暂时不要活动。"

患者:"可以。"

三、操作后的沟通:

护士:"张师傅,今天的治疗做完了,您现在感觉怎样,右侧足背疼痛减轻些了吗?"

患者:"疼痛好些了。"

护士:"张师傅,今天治疗放血量适中,根据足背情况您适合2天做一次。治疗完后尽量不要抓挠或弄湿叩刺部位,以免引起感染,好吗?"

患者:"好的。"

护士:"请问您还有什么需要吗?"

患者:"没有了。"

护士:"如果有需要,呼叫器放在床旁,请您随时呼叫我,我也会随时过来看你的。谢谢您的配合,祝您早日康复。"

酌情打开门窗,必要时撤掉屏风。

处理用物。

洗手,取口罩,记录。

第八节　平衡针

平衡针是在传统针灸学基础上以中医阴阳整体学说为基石,是通过刺激中枢神经系统在体表的特定靶点,间接地依靠病人自身的调节机制达到自我修复、自我完善、自我平衡的目的,从速缓解症状。

【目标】

遵照医嘱进行治疗,解除或缓解运动、神经系、心血管系统、消化系统等系统病症,以及治疗过敏性疾病等。

【评估】

1.核对医嘱。了解患者既往史、当前主要症状、发病部位及相关因素。

2.患者的年龄、文化程度、当前心理状态和对疾病的认识。

3.患者的精神状态、体质、针刺局部皮肤情况。

4.患者对此项操作技术的信任度及疼痛的承受能力。

【禁忌证】

1.具有严重内脏疾病患者。

2.具有自发出血倾向的患者。

3.精神过于紧张,不能配合治疗的患者。

4.婴儿颅骨囟门未闭、局部病灶不宜针刺。

【操作要点】

一、环境要求:环境宽敞明亮,治疗台清洁干燥。

二、素质要求:仪表端庄,衣帽整齐,修剪指甲。

三、物品准备:治疗盘,针盒(内备各种毫针),皮肤消毒液,棉签,棉球,镊子,治疗巾,弯盘。必要时备毛毯及屏风等。

四、操作程序:

1.转抄医嘱,双人核对医嘱,评估患者。

2.洗手,戴口罩。备齐用物,携至床旁,做好解释,取得合作。再次核对医嘱。

3.协助患者松开衣着。按针刺部位,取合理体位。注意保暖。

4. 消毒进针部位后,按腧穴深浅和患者胖瘦,选取合适的毫针,同时检查针柄是否松动,针身和针尖是否弯曲或带钩,术者消毒手指。

5. 根据病情选择合适的针刺手法。快进快出,3秒钟之内完成针刺过程,一般不留针,以刺激相关神经束为主。

6. 根据针刺部位,选择相应进针方法正确进针。

(1)直刺法:垂直进针方法,针刺时针体与皮肤呈90度直角。针刺定位要求高,一次扎到要求的深度,针刺透皮感觉轻微。适用于局限性、定位性和深部疾病治疗。

(2)斜刺法:进针时,针体与皮肤呈15～45度角。较直刺广泛,灵活度大,刺激穴位较多,有利于埋针固定针体,加强刺激量。

7. 在针刺及留针过程中,密切观察有无不适等情况。如出现意外,紧急处理。

8. 操作完毕。消毒治疗部位皮肤。再次核对医嘱。协助患者穿好衣裤,安置舒适体位,整理床单位,评估患者治疗效果,询问患者需求。

9. 清理用物,用物分类消毒处理。

10. 洗手,记录并签名。

【指导患者】

在针刺过程中出现头晕、目眩、面色苍白、胸闷、欲呕等属于晕针现象,及时通知医生。针刺时可能出现疼痛、血肿、滞针、弯针、酸麻、胀痛、沉、紧、涩。

【注意事项】

1. 当针刺伤血管时,病人会有烧灼痛样感觉。起针时,要用干棉球轻压揉按针孔。

2. 极个别患者畏针,或体质虚弱,如针刺手法过强,也有晕针现象。对于晕针患者,一般予卧位,休息一下即会好转。

3.严格执行无菌操作,对针刺穴位应进行常规消毒,一人一穴一针,严格遵守针灸操作规程。

4.凡留针治疗者,术者不得离开岗位,注意观察病员变化。取针时注意防止漏针、断针。

【操作沟通】

一、评估时的沟通:

双人核对,转抄治疗卡,再次双人核对,携治疗卡到床前。

护士:"您好!我是你的责任护士曹×,能告诉我您的名字吗?"

患者:"我叫万×。"

护士:"我能核对一下您的手腕带吗?"

患者:"可以。"

核对手腕带(床号、姓名、住院号、诊断),核对床头卡。

护士:"9床,万×,您哪里不舒服?"

患者:"我左侧小腿疼痛。"

护士:"根据您的病情,遵医嘱为您进行平衡针治疗,它是通过刺激中枢神经系统在体表的特定靶点,间接地依靠病人自身的调节机制达到自我修复、自我完善、自我平衡的目的,从速缓解症状。请问您以前做过这项治疗吗?"

患者:"没有。"

护士:"这项治疗的过程中会有一点不舒服,请您不用紧张,配合我放松就可以了。好吗?"

患者:"好的。"

护士:"这项治疗不能空腹进行,请问您吃饭了吗?"

患者:"吃了。"

护士:"您以前有高血压、心脏病及出血性疾病吗?"

患者:"没有。"

护士:"我能看一下您左侧小腿的皮肤吗?"

患者:"可以。"

护士:"您左侧小腿的皮肤完好,可以治疗,此项治疗约需10分钟,需要我协助您去卫生间吗?"

患者:"好的,谢谢您!"

护士:"万老师,您先休息一会儿,我去准备用物,马上就来。"

视季节关闭门窗,根据治疗部位,必要时屏风遮挡。

二、操作时的沟通:

洗手,戴口罩,准备用物,携用物至病人床旁。

护士:"您好,能再告诉我一遍您的名字吗?"

患者:"可以,我叫万×。"

再次核对医嘱。核对手腕带(床号、姓名、住院号、诊断),核对床头卡。核对治疗部位和方法。

护士:"万老师,您是左侧小腿疼痛吗?"

患者:"是的。"

护士:"我现在为您进行治疗,请问您准备好了吗?"

患者:"已经准备好了。"

护士:"好的,我协助您躺下趴着好吗?"

患者:"好的。"

护士:"请问您这样趴着舒服吗?"

患者:"可以。"

护士:"为了避免弄脏您的床单元,我给您腿下铺个治疗单好吗?"

患者:"好的。"

护士:"我协助您抬一下左腿,好吗?"

患者:"好的。"

暴露治疗部位,再次核对。选穴定穴。注意保暖。

护士:"万×老师,我按压的部位有什么感觉?"

患者:"疼。"

护士:"请您不用担心,配合我放松。"

患者:"好的。"

消毒局部穴位皮肤,检查针具,符合要求。根据病情选择合适的针刺手法。根据针刺部位,选择相应进针方法正确进针。

护士:"万老师,今天我给您采取直刺法,快进快出,3秒钟之内完成针刺过程,一般不留针,以刺激相关神经束为主,请您放松,配合我好吗?"

患者:"好的。"

护士:"万老师,您感觉怎么样? 有什么不舒服吗?"

患者:"感觉有点儿疼。"

护士:"进针出针过程中有点疼,通过刺激,这样治疗效果会更好,请您不用担心,深呼吸放松,好吗?"

患者:"好的。"

护士:"万老师,如果有其他什么不舒服请您及时告诉我,好吗?"

患者:"好的,谢谢!"

在治疗过程中及时观察患者情况,询问患者有无不适。如出现意外,紧急处理。

护士:"万老师,治疗做好了,感觉还好吗?"

患者:"还好。"

治疗完毕,消毒治疗部位皮肤。再次核对医嘱。

护士:"万老师,我协助您穿好衣服,躺下休息会。"

患者:"可以。"

三、操作后的沟通:

护士:"万老师,今天的治疗结束了,您现在感觉怎样,左侧小腿疼痛好些了吗?"

患者:"感觉舒服多了。"

护士:"万老师,治疗完后尽量不要抓挠或打湿治疗部位,以免引起感染,好吗?"

患者:"好的。"

护士:"请问您还有什么需要吗?"

患者:"没有了。"

护士:"如果有需要,呼叫器放在床旁,请您随时呼叫我,我也会
随时过来看你的。谢谢您的配合,祝您早日康复。"

酌情打开门窗,必要时撤掉屏风。

处理用物。

洗手,取口罩,记录。

【平衡针灸穴位】

一、升提穴:

1. 定位:此穴位于头顶正中,前发际正中10厘米(5寸),后发际直
上16厘米(8寸)出,双耳尖2厘米(1寸)处。

2. 针刺方法:针尖沿皮下骨膜外向前平刺4厘米(2寸)左右,一只
手向前进针,另一只手可摸着针尖不要露出体外。

3. 针刺手法:采用滞针手法,待针体达到一定深度时,采用顺时
针捻转6圈,然后再按逆时针捻转6~10圈后即可将针退出。

4. 手法:一般分为轻、中、重三种。轻度手法以局部微痛为主,中
度手法以局部能忍受为主,重度手法以局部瞬间钝痛为主。

5. 主治:神经系统,呼吸系统,消化系统,循环系统等引起的脏腑
功能紊乱。更年期综合征,旅游综合征,颈肩综合征,高血压症,低血
压,神经衰弱,糖尿病,白血病,慢性肝炎,慢性肾炎,慢性支气管炎等
慢性疾病。

二、臀痛穴:

1. 定位:此穴位于肩关节腋外线的中点,即肩峰至腋皱壁连线的
1/2处。

2. 手法:①上下提插手法。②针感达不到要求可采用滞针手法。

3. 主治:臀部软组织损伤,腰椎疾患引起的坐骨神经痛,梨状肌

损伤综合征,原发性坐骨神经痛,腰椎间盘脱出,急性腰扭伤,腰肌劳损。临床还可用于治疗同侧网球肘,对侧颈肩综合征,偏瘫。

三、面瘫穴:

1. 定位:位于肩部,锁骨外 1/3 处斜向上 2 寸。针刺手法:上下提插手法,可滞针。

2. 主治:面神经麻痹,面瘫后遗症,面肌痉挛,还可用于治疗乳突炎,流行性腮腺炎,胆囊炎。

四、神衰穴:

1. 定位:位于脐窝正中。

2. 主治:神经衰弱,植物神经功能紊乱,临床,还可用来治疗更年期综合征。糖尿病,慢性肝炎,肝硬化,慢性支气管炎,过敏,晕车晕船晕机。

五、痤疮穴:

1. 定位:位于第七颈颈椎棘突下。

2. 方法:点刺放血疗法。局部常规消毒,采用三棱针快速点刺,挤出 3～5 滴血后消毒棉球压迫即可。

3. 手法:①中心点刺法,即在相对的中心点进行快速针刺或用拇指食指将部肌肉捏起,再点刺放血。②一线三点点刺法,即在中心点两侧 1 厘米处各点刺一针。

4. 主治:痤疮,脂溢性皮炎,面部疖肿,面部色素沉着,毛囊炎,湿疹,荨麻疹,急性结膜炎,口腔炎,副鼻窦炎,扁桃体炎,急性淋巴结炎,上呼吸道感染。

六、疲劳穴:

1. 定位:位于肩膀正中,相当于大椎至肩峰连线的中点。

2. 指针方法:用拇指指腹根据不同病情、年龄、性别、体质而选择轻重中手法。

3. 主治:调节神经,调节内脏,旅游综合征,老年前期综合征,更年期综合征,腰背部综合征,神经衰弱,植物神经紊乱,临床还可用来治疗慢性疾病。

七、乳腺穴：

1. 定位：位于肩胛骨中心处，肩胛内上缘与肩胛下角连线的上 1/3 处。

2. 主治：急性乳腺炎，乳腺增生，产后缺乳，乳房胀痛，临床还可用于治疗胸部软组织损伤。

八、肩背穴：

1. 定位：位于尾骨旁开4～5厘米处。

2. 手法：上下提插手法，待出现相应的针感后即可出针。

3. 主治：颈肩综合征，颈间肌筋膜炎，肩关节周围炎，以及精神分裂症，癫痫，癔症性昏厥，偏瘫，梨状肌损伤，坐骨神经痛，腓肠肌痉挛。

九、耳聋穴：

1. 定位：位于股外侧，髋关节于膝关节连线的中点。

2. 手法：①一线三点针刺法，即中间一针达到针刺要求一定深度，将针尖退到进针部位，在向上下的顺序提插三次。②对外耳道的化脓性炎症可配合滞针疗法。

3. 主治：神经性耳聋，爆震性耳聋，梅尼埃综合征，神经性耳鸣，以及骨外侧皮肌炎，急性荨麻疹，丹毒。

十、肩痛穴：

1. 定位：位于腓骨小头与外踝连线的上1/3处。

2. 手法：(滞针)上下提插针刺手法。

3. 主治：肩关节软组织损伤，肩周炎，神经根型颈椎病，颈间肌筋膜炎，落枕，以及偏头痛，高血压，胆囊炎，胆石症，胆道蛔虫症，带状疱疹，肋间神经痛，急性腰扭伤，癔症性昏厥，上肢瘫痪，中暑，休克，昏迷，癫痫，精神分裂症。

十一、腹痛穴：

1. 定位：此穴位于腓骨小头前下方凹陷中。

2. 手法:上下提插可捻转滞针。

3. 主治:急性胃炎,急性肠炎,急性阑尾炎,急性胃痉挛,急性胰腺炎,急性胆囊炎,急性肠梗阻。临床还可用于治疗冠状动脉供血不足,冠心病心绞痛,肋间神经痛,急性肝炎,慢性肝炎,肝硬化,糖尿病,白细胞减少症,高血压,低血压,高血脂症,过敏性哮喘,急性荨麻疹,前列腺炎,以及健康人保健。

十二、过敏穴:

1. 定位:位于屈膝位的髌骨上角上 2 寸处,股四头肌内侧隆起处。

2. 手法:上下提插。对体虚病人可配合捻针滞针。

3. 主治:支气管哮喘,急性荨麻疹,风疹,湿疹,皮肤瘙痒,牛皮癣,神经性皮炎,月经不调,痛经,闭经,功能性子宫出血,泌尿系感染,慢性肾炎。

十三、肘痛穴:

1. 定位:位于髌骨与髌韧带两侧的凹陷中。

2. 针刺方法:一步到位针刺手法,不提插,待针体进入到一定要求深度即可出针。

3. 主治:肘关节软组织损伤,肱骨外上髁炎,肱骨内上髁炎,不明原因的肘关节疼痛,以及偏瘫,荨麻疹,踝关节扭伤。

十四、癫痫穴:

1. 定位:位于胫骨与腓骨之间,及髌骨下沿至踝关节连线的中点。

2. 手法:上下提插。

3. 主治:癫痫,癔症性昏厥,精神分裂症,神经衰弱,急性胃炎,消化道溃疡,痛经,肩周炎,晕车,晕船,晕机。

十五、精裂穴:

1. 定位:位于委中穴于足跟连线的中点,腓肠肌腹下正中之凹陷的顶端。

2. 手法:上下提插,可滞针。

3. 主治:精神分裂症,癔症,癫痫,休克,昏迷,中暑,急性腰扭伤,腰肌劳损,腓肠肌痉挛,踝关节软组织损伤,痔疮,偏瘫。

十六、肾病穴:

1.定位:位于外踝高点之上8厘米,腓骨内侧前缘,即腓骨小头至外踝连线的下1/3处。

2.针感:以放射性针感出现在小腿部。

3.主治:急慢性肾炎,肾盂肾炎,临床膀胱炎,尿道炎,睾丸炎,阳痿,早泄,遗尿,疝气,血栓闭塞性脉管炎,糖尿病,荨麻疹,顽固性失眠。

十七、腕痛穴:

1.定位:位于小腿踝关节的横纹的中央,旁开1寸处。

2.手法:滞针手法。

3.主治:腕关节软组织损伤,腕关节扭伤,腕关节腱鞘炎,临床还用于治疗近视,花眼,砂眼,白内障,青光眼,急性结膜炎,电光性眼炎,眼睑下垂,眼肌瘫痪,眼肌痉挛。

十八、头痛穴:

1.定位:此穴位于小腿第一、第二趾骨结合之前凹陷中(太冲与行间之间)。

2.手法:上下提插,可滞针。

3.主治:偏头疼,神经性痛疼,血管性头疼,颈性头痛,高血压性头痛,低血压性头痛,副鼻窦炎头痛,外感头痛。临床还可用于治疗近视,青光眼,手指震颤,血小板减少,急性肝炎,神经衰弱,胆囊炎。

十九、降压穴:

1.定位:位于足弓,画一个十字,交点即为此穴。

2.手法:上下提插,对急性病人可以留针。

3.主治:高血压,临床还可用于治疗休克,昏迷,高热,精神分裂症,癫痫,癔症性瘫痪,神经性头痛。

二十、膝痛穴：

1.定位：相当于曲池穴外1寸处。

2.手法：上下提插手法,待出现相应的针感后即可出针。

3.主治：膝关节疼痛。

第二章 灸 法

灸法又称艾灸,指以艾绒为主要材料,点燃后直接或间接熏灼体表穴位的一种治疗方法。也可在艾绒中掺入少量辛温香燥的药末,以加强治疗作用。该法有温经通络、升阳举陷、行气活血、驱寒逐湿、消肿散结、回阳救逆等作用,并可用于保健。对慢性虚弱性疾病和风、寒、湿邪为患的疾病尤为适宜。本章主要介绍艾条灸、艾炷灸、温针灸、隔物灸、热敏灸及督脉灸六种操作及沟通。

第一节 艾条灸

用纯净的艾绒(或加入中药)卷成圆形柱形的艾卷,点燃后在人体表面熏烤的一种技术操作。

【目标】

1.遵照医嘱进行治疗,解除或缓解各种虚寒性病证,如胃脘痛、泄泻、风寒痹痛、疮疡久溃不敛、月经不调等的临床症状。

2.预防疾病,保健强身。

【评估】

1. 核对医嘱并评估体质及艾灸处皮肤情况。

2. 患者既往史、当前症状、发病部位及相关因素。

3. 患者年龄、文化层次、当前心理状态和对疾病的信心。

4. 患者对艾灸气味的接受程度。

【禁忌证】

凡属实热证、阴虚发热者不宜施灸;颜面部、大血管处、孕妇腹部及腰骶部不宜施灸。

【操作要点】

一、环境要求:环境宽敞明亮,治疗台清洁干燥。

二、素质要求:仪表端庄,衣帽整齐,修剪指甲。

三、物品准备:治疗盘,艾条,火柴,弯盘,小口瓶,一次性中单。必要时备浴巾,屏风等。

四、操作程序:

1. 转抄医嘱,双人核对医嘱,评估患者。

2. 洗手,戴口罩。备齐用物,携至床旁,做好解释,取得合作。再次核对医嘱。

3. 协助取合理体位,松开衣着,暴露施灸部位。注意保暖。

4. 根据病情或医嘱,实施相应的灸法。

(1)温和灸:点燃艾条,将点燃的一端,在相对距离施灸穴位皮肤处进行熏灸,以局部有温热感而无灼痛为宜。灸至局部皮肤红晕为度。

(2)雀啄灸:将艾条点燃的一端,在相对距离施灸皮肤部位,如同鸟雀啄食般,反复熏灸数分钟。

(3)回旋灸:将艾条点燃的一端,距离施灸部位的皮肤处,左右来回旋转移动,进行反复熏灸数分钟。

(4)循经往返灸:用点燃的纯艾条在患者体表,距离皮肤3厘米左右,沿经络循行往返匀速施灸,以患者感觉施灸路线温热为度。循经往返灸有利于疏导经络,激发经气。临床操作1~3分钟。

5.施灸过程中,随时询问患者有无灼痛感,及时调整距离,防止烧伤。观察病情变化及有无因体位不适引起的机体痛苦;了解患者的生理、心理感受。

6.施灸中应及时将艾灰弹入弯盘,防止烧伤皮肤及烧坏衣物。

7.施灸完毕,立即将艾条插入小口瓶,熄灭艾火。清洁局部皮肤后。再次核对医嘱。协助患者衣着,安置舒适卧位,整理床单位,评估患者治疗效果,询问患者需求。酌情开窗通风。

8.清理用物,用物分类消毒处理。

9.洗手,记录并签名。

【指导患者】

治疗过程中可能出现水疱。

【注意事项】

1.灸部位,宜先上后下,先灸头项、胸背,后灸腹部、四肢。

2.采用艾炷灸时,针柄上的艾绒团必须捻紧,防止艾灰脱落烫伤皮肤或烧坏衣物。

3.施灸后局部皮肤出现微红灼热,属于正常现象。如灸后出现小水疱,无须处理,可自行收。如水疱较大,可用无菌注射器抽去疱内液体,覆盖消毒纱布,保持干燥,防止感染。

4.熄灭后的艾条,应装入小口瓶内,以防复燃,发生火灾。

5.使用过的毫针处理,参见"毫针法"。

【操作沟通】

一、评估时的沟通:

双人核对,转抄治疗卡,再次双人核对,携治疗卡到床前。

护士："您好！我是你的责任护士王×,能告诉我您的名字吗?"

患者："我叫陈×。"

护士："我能核对一下您的手腕带吗?"

患者："可以。"

核对手腕带(床号、姓名、住院号、诊断),核对床头卡。

护士："12床陈×,您最近是哪里不舒服?"

患者："我近期进食后就感觉胃部胀痛不适。"

护士："根据您的症状,遵医嘱我将为您进行一次艾条灸治疗,它
    的作用主要是利用温热及药物的作用,通过经络传导,以
    温通经络、调和气血、祛湿散寒,从而达到治病的作用。您
    以前做过这项治疗吗?"

患者："没有。"

护士："这项治疗没有什么痛苦,您不用紧张。在治疗过程中可
    能会出现水疱,不过请你放心我会注意的。"

患者："好的。"

护士："陈×女士,您末次月经什么时候,怀孕了没有?"

患者："没有。"

护士："今天我为您选择的施灸部位在腹部,我能看一下您腹部
    的皮肤吗?"

患者："可以。"

护士："您腹部的皮肤完整,无破溃,可以行艾条灸治疗,我去准
    备用物,等会见。"

调节室温,酌情关闭门窗。必要时备屏风。

二、操作时的沟通:

洗手,戴口罩,准备用物,携用物至病人床旁。

护士："您好,能再告诉我一遍您的名字吗?"

患者："我叫陈×。"

护士："我能再核对一下您的手腕带吗？"

患者："可以。"

再次核对医嘱。核对手腕带（床号、姓名、住院号、诊断），核对床头卡。核对治疗部位和方法。

护士："陈×女士，这次施灸的部位在腹部，需要您平躺着，我协助您躺下好吗？"

患者："可以。"

护士："在施灸的过程中有艾灰脱落，为了防止脱落的艾灰烧坏您的衣物，我在您的身下放置一条一次性中单，我协助您抬一下臀部好吗？"

患者："好的。"

暴露施灸部位，注意保暖，放置弯盘。根据病情或医嘱，实施相应的灸法。

护士："12床陈×，根据医嘱，您今天施灸的穴位是神阙穴、中脘穴，神阙穴在肚脐，中脘穴在脐上4寸，我现在为您定穴。"

患者："好的。"

护士："我为您选择的施灸方法是回旋灸，就是在穴位上方3～5厘米处来回旋转移动，进行反复熏灸，在施灸过程中如果有什么不适，请您告诉我好吗？"

患者："好的。"

再次核对，点燃艾条，正确施灸，记录起始时间，随时观察反应，及时除掉艾灰。及时调整距离，防止烧伤。

护士："陈女士，温度还可以吧？如果烫了给我说一声。施灸有10分钟了，您局部的皮肤出现微红，已达到施灸效果，现在感觉怎么样？"

患者："还行，挺好的。"

在广口瓶中彻底熄灭艾条，清洁局部皮肤，撤弯盘、中单。再次核对医嘱。

三、操作后的沟通:

护士:"我帮您把衣服放下来,您需要更换体位吗?"

患者:"不用了。"

护士:"您平时饮食要有规律,不能吃硬的、不容易消化的食物,
要保持乐观、快乐的心情。"

患者:"谢谢你,我会记住的。"

护士:"您还有什么需要吗?"

患者:"没有。"

护士:"如果有需要,呼叫器放在床旁,请您随时呼叫我,我也会
随时过来看你的。谢谢您的配合,祝您早日康复。"

整理床单位,开窗通风。必要时撤掉屏风。

清理用物,归还原处,洗手,取口罩。

做好记录。

第二节　艾炷灸

艾炷灸是将纯净的艾绒搓捏成圆锥状(如麦粒大或如半截枣核,
大小不等),直接或间接置于穴位上施灸的一种技术操作。分为直接
灸和间接灸两种。

【目标】

1. 遵照医嘱进行治疗,解除或缓解各种虚寒性病证,如胃脘痛、
泄泻、风寒痹痛、疮疡久溃不敛、月经不调等的临床症状。

2. 预防疾病,保健强身。

【评估】

1. 核对医嘱并评估体质及艾灸处皮肤情况。

2. 患者既往史、当前症状、发病部位及相关因素。

3. 患者年龄、文化层次、当前心理状态和对疾病的信心。

4. 患者对艾灸气味的接受程度。

【禁忌证】

1. 凡属实热证、阴虚发热者不宜施灸。

2. 患者颜面部、大血管处不宜施灸。

3. 孕妇腹部及腰骶部不宜施灸。

【操作要点】

一、环境要求:环境宽敞明亮,治疗台清洁干燥。

二、素质要求:仪表端庄,衣帽整齐,修剪指甲。

三、物品准备:治疗盘,艾炷,火柴,凡士林,棉签,镊子,弯盘,一次性中单,酌情备浴巾、屏风等。间接灸时,备姜片或蒜片等。

四、操作程序:

1. 转抄医嘱,双人核对医嘱,评估患者。

2. 洗手,戴口罩。备齐用物,携至床旁,做好解释,取得合作。再次核对医嘱。

3. 协助取合理体位,松开衣着,暴露施灸部位。注意保暖。

4. 根据医嘱实施灸法。直接灸(常用无瘢痕灸),先在施灸部位涂以少量凡士林,放置艾炷后点燃,艾炷燃剩至 2/5 左右,患者感到灼痛时,即用镊子取走余下的艾炷,放于弯盘中,更换新炷再灸,一般连续灸数壮。

5. 艾炷燃烧时,应认真观察,防止艾灰脱落,以免灼伤皮肤或烧坏衣物等。

6. 施灸完毕,清洁局部皮肤。再次核对医嘱。协助患者衣着。整理床单位,安置舒适体位,评估患者治疗效果,询问患者需求。酌情开窗通风。

7. 清理用物,用物分类消毒处理。

8. 洗手,记录并签名。

【指导患者】

治疗过程中可能出现水疱。

【注意事项】

1. 采用艾炷灸时,针柄上的艾绒团必须捻紧,防止艾灰脱落烫伤皮肤或烧坏衣物。

2. 注意室内温度的调节,保持室内空气流通。

3. 取合理体位,充分暴露施灸部位,注意保暖及保护隐私。

4. 施灸部位宜先上后下,先灸头项、胸背,后灸腹部、四肢。

5. 施灸过程中询问患者有无灼痛感,调整距离,及时将艾灰弹入弯盘,防止灼伤皮肤。

6. 注意施灸的时间,如失眠症要在临睡前施灸,不要在饭前空腹或饭后立即施灸。

7. 施灸后局部皮肤出现微红灼热,属于正常现象。如灸后出现小水疱时,无须处理,可自行吸收。如水疱较大时,需立即报告医师,遵医嘱配合处理。

8. 施灸完毕,立即将艾炷或艾条放置熄火瓶内,熄灭艾火。

9. 初次使用灸法时,以小剂量、短时间为宜,待患者耐受后,逐渐增加剂量。

10. 操作完毕后,记录患者施灸的方式、部位、施灸处皮肤及患者感受等情况。

【操作沟通】

一、评估时的沟通：

双人核对,转抄治疗卡,再次双人核对,携治疗卡到床前。

护士:"您好! 我是你的责任护士张×,能告诉我您的名字吗?"

患者:"我叫张×。"

护士:"我能核对一下您的手腕带吗?"

患者:"可以。"

核对手腕带(床号、姓名、住院号、诊断),核对床头卡。

护士:"20床张×,您是哪里不舒服?"

患者:"我昨日开始腹痛、腹泻,解了10余次稀水样便。"

护士:"根据您的症状,遵医嘱我将为您进行一次艾炷灸治疗,它
　　　的作用主要是利用温热及药物的作用,通过经络传导,以
　　　温通经络、祛湿散寒,从而达到治病的作用。您以前做过
　　　这项治疗吗?"

患者:"没有。"

护士:"这项治疗我科经常做,没有痛苦,您不用紧张。在治疗过
　　　程中可能会出现水疱,不过请你放心我会注意的。"

患者:"好的。"

护士:"今天我为您选择的施灸部位在腹部,我能看一下您腹部
　　　的皮肤吗?"

患者:"可以。"

护士:"您腹部的皮肤完整,无破溃,可以行艾炷灸治疗,这项治
　　　疗需5~10分钟,我扶您去趟卫生间好吗?"

患者:"可以。"

护士:"我去准备用物,您先坐会。"

调节室温,酌情关闭门窗。

二、操作时的沟通：

洗手，戴口罩，准备用物，携用物至病人床旁。

护士："您好，能再告诉我一遍您的名字吗？"

患者："我叫张×。"

护士："我能再核对一下您的手腕带吗？"

患者："可以。"

再次核对医嘱。核对手腕带（床号、姓名、住院号、诊断、穴位），核对床头卡。核对治疗部位和方法。

护士："张爷爷，这次施灸的部位在腹部，需要您平躺着，我协助您躺下好吗？"

患者："可以。"

护士："在施灸的过程中有艾灰脱落，为了防止脱落的艾灰烧坏您的衣物，我在您的身下放置一条一次性中单，请将您的臀部抬一下好吗？"

患者："好的。"

暴露施灸部位，注意保暖，放置弯盘。根据医嘱实施相应的灸法。

护士："20床张爷爷，根据医嘱，您今天施灸的穴位是中脘穴，中脘穴在脐上4寸，我现在为您定穴。"

患者："好的。"

护士："施灸的穴位定好，我为您选择的施灸方法是直接灸，它主要是先在施灸部位涂以少量凡士林，放置艾炷后点燃，艾炷燃剩至2/5左右，您感到灼痛时，即用镊子取走余下的艾炷置弯盘，更换艾炷再灸，我现在为您施灸，您准备好了吗？"

患者："准备好了。"

再次核对，点燃艾条，正确施灸，随时观察反应，及时更换艾条，防止艾灰脱落。

护士："张×爷爷，您局部皮肤已微红，达到施灸效果，感觉怎么样？"

患者:"挺舒服的。"

清洁局部皮肤,撤弯盘、一次性中单。再次核对医嘱。

三、操作后的沟通:

护士:"我帮您把衣服穿好,盖好被子,您躺着休息一会好吗?"

患者:"好的,谢谢你了。"

护士:"如果您有需要就按呼叫器,我也会经常来看您的,谢谢您的配合。"

整理床单位,酌情打开门窗。

清理用物,归还原处,洗手,取口罩。

做好记录。

第三节　温针灸

温针灸是针刺与艾灸相结合的一种方法,又称针柄灸。即在留针过程中,将艾绒搓团捻裹于针柄上点燃,通过针体将热力传入穴位的针灸治疗方法。

【目标】

遵照医嘱进行治疗,解除或缓解风寒湿痹证、骨质增生、腰腿痛、冠心病、高脂血症、痛风、胃脘痛、腹痛、腹泻、关节痹痛,肌肤不仁等临床症状。

【评估】

1.核对医嘱并评估精神状态、体质及皮肤情况。

2.患者既往史、当前症状、发病部位及相关因素。

3.患者年龄、文化层次、当前心理状态和对疾病的信心。

4.患者对艾灸气味的接受程度。

5.患者对此项操作技术的信任度。

【禁忌证】

1.患者疲乏、饥饿或精神高度紧张时。

2.皮肤有感染、瘢痕或肿痛部位。

3.有出血倾向及高度水肿患者。

4.小儿囟门未闭合时,头顶腧穴不宜针刺。

【操作要点】

一、环境要求:环境宽敞明亮,治疗台清洁干燥。

二、素质要求:仪表端庄,衣帽整齐,修剪指甲。

三、物品准备:治疗盘,艾绒或艾卷,火柴,0.5%碘伏,无菌干棉球,棉签,镊子,无菌毫针,弯盘,一次性中单等。必要时备浴巾和屏风。

四、操作程序:

1.转抄医嘱,双人核对医嘱,评估患者。

2.洗手、戴口罩。备齐用物,携至床旁,做好解释,取得合作。再次核对医嘱。

3.协助取合理体位,松开衣着,暴露施灸部位。注意保暖。

4.选好腧穴,消毒皮肤。选取毫针,正确持针,实施针刺。

5.针刺得气后留针,将艾绒搓团捻裹于针柄上(或用长约2厘米的艾条一段,插在针柄上),点燃施灸,使热力沿针身传至穴位。

6.当艾绒燃尽后换炷再灸,可连灸数壮。

7.施灸时观察有无出现针刺意外,及时清除脱落的艾灰。

8.施灸完毕,除去艾灰,起出毫针,用无菌干棉球轻压针孔片刻,以防出血,并核对毫针数,以防遗漏。

9. 操作完毕,再次核对医嘱。协助患者衣着,安排舒适体位。整理床单位,评估患者治疗效果,询问患者需求。酌情开窗通风。

10. 清理用物,用物分类消毒处理。

11. 洗手,记录并签名。

【指导患者】

治疗过程中可能出现水疱。

【注意事项】

1. 针柄上的艾绒团必须捻紧,针旁可放置弯盘,防止艾灰脱落烫伤皮肤或烧坏衣物。

2. 温针灸要严防艾火脱落灼伤皮肤。可预先用硬纸剪成圆形纸片,并剪一至中心的小缺口,置于针下穴区上。

3. 施灸后局部皮肤出现微红灼热,属于正常现象。如灸后出现小水疱,无须处理,可自行吸收。如水疱较大,可用无菌注射器抽去疱内液体,覆盖消毒纱布,保持干燥,防止感染。

4. 温针灸时,要嘱咐患者不要任意移动肢体,以防灼伤。

【操作沟通】

一、评估时的沟通:

双人核对,转抄治疗卡,再次双人核对,携治疗卡到床前。

护士:"您好! 我是你的责任护士小夏,能告诉我您的名字吗?"

患者:"我叫王×。"

护士:"我能核对一下您的手腕带吗?"

患者:"可以。"

核对手腕带(床号、姓名、住院号、诊断),核对床头卡。

护士:"27床王×,您最近是哪里不舒服?"

患者:"我近期就感觉双小腿疼痛,尤其阴天或下雨天感觉疼痛加重,走路都很困难。"

护士:"根据您的症状,遵医嘱我将为您进行一次温针灸治疗,它
　　　是针刺与艾灸相结合的一种方法,先针刺,在留针过程中,
　　　将艾绒搓团捻裹于针柄上点燃,通过针体将热力传入穴位
　　　以温通经络、调和气血、祛湿散寒,从而达到治病的作用。
　　　您以前做过这项治疗吗?"

患者:"没有。"

护士:"这项治疗在针刺过程中有点不舒服,但请您不用担心。
　　　在治疗过程中可能会出现水疱,不过请你放心我会注意尽
　　　量避免的。您吃饭了吗?"

患者:"吃了。"

护士:"您以前患过高血压、心脏病等疾病吗?"

患者:"没有。"

护士:"您对艾叶的气味受得了吗?"

患者:"受得了。"

护士:"今天我为您选择的施灸部位在双侧小腿部,我能看一下
　　　您双侧小腿部的皮肤吗?"

患者:"可以。"

护士:"您双侧小腿的皮肤完整,无破溃,可以行温针灸治疗,我
　　　回去准备一下用物,等会见。"

调节室温,酌情关闭门窗。必要时备屏风。

二、操作时的沟通:

洗手,戴口罩,准备用物,携用物至病人床旁。

护士:"您好,能再告诉您的名字吗?"

患者:"我叫王×。"

护士:"我能再核对一下您的手腕带吗?"

患者:"可以。"

再次核对医嘱。核对手腕带(床号、姓名、住院号、诊断、穴位),

核对床头卡。核对治疗部位和方法。

　　护士:"王大姐,这次施灸的部位在双侧小腿,需要您平躺,我协
　　　　助您躺下好吗?"

　　患者:"可以。"

　　护士:"在施灸的过程中有艾灰脱落,为了防止脱落的艾灰弄脏
　　　　您的衣物,我在您的身下放置一条一次性中单,我协助您
　　　　抬一下双腿好吗?"

　　患者:"好的。"

　　暴露施灸部位,注意保暖,放置弯盘。

　　护士:"27床王大姐,根据医嘱,您今天施灸的穴位是足三里、昆
　　　　仑、承山、阴陵泉,我现在为您定穴。"

　　患者:"好的。"

　　护士:"温针灸的穴位定好,我为您先针刺,针刺得气后留针,将艾
　　　　绒搓团捻裹于针柄上,如果有什么不适请您告诉我好吗?"

　　患者:"好的。"

　　再次核对,选好腧穴,消毒皮肤。选取毫针,正确持针,实施针
刺。针刺得气后,将艾绒搓团捻裹于针柄上,点燃艾条,正确施灸,记
录起始时间,随时观察反应,及时除掉艾灰。

　　护士:"王大姐,我除一下艾灰,避免烫到您。感觉怎么样?"

　　患者:"挺好的。"

　　施灸毕,除去艾灰,起出毫针,用无菌干棉球轻压针孔片刻,以防
出血,并核对毫针数,以防遗漏。

　　护士:"王大姐,施灸有10分钟,您局部的皮肤出现微红,已达到
　　　　施灸效果,现在感觉怎么样?"

　　患者:"还行,挺好的。"

　　护士:"我帮您除去艾灰,起出毫针,用无菌干棉球压一下针孔,
　　　　把皮肤给您擦干净。"

　　在广口瓶中彻底熄灭艾条,清洁局部皮肤,撤弯盘、一次性中

单。再次核对医嘱。

三、操作后的沟通：

护士："我帮您把衣服放下来,您需要更换体位吗?"

患者："不用。"

护士："您平时饮食要有规律,不能吃生冷食物,并注意双膝保暖。治疗部位如果出现水疱,请及时告诉我,我会给您处理的。"

患者："谢谢你,我会记住的。"

护士："您还有什么需要吗?"

患者："没有。"

护士："如果有需要,呼叫器放在床旁,请您随时呼叫我,我也会随时过来看你的。谢谢您的配合,祝您早日康复。"

整理床单位,开窗通风。必要时撤掉屏风。

清理用物,归还原处,洗手,取口罩。

做好记录。

第四节　隔物灸

隔物灸是用药物将艾炷与施灸腧穴部位的皮肤隔开进行施灸的一种方法。

【目标】

遵照医嘱进行治疗,解除或缓解各种虚寒性病症,如胃脘痛、腹痛、泄泻、风寒痹证、阳痿、早泄、疮疡久溃不愈等症。

【评估】

1.核对医嘱并评估施灸部位皮肤情况。

2.患者既往史、当前症状及相关因素。

3.患者年龄、文化层次、当前心理状态和对疾病的信心。

【禁忌证】

一、禁灸部位:部分在头面部或重要脏器、大血管附近的穴位,则应尽量避免施灸或选择适宜的灸法,特别不宜用艾炷直接灸。另外,孕妇腹部禁灸。

二、禁忌病证:凡高热、大量吐血、中风闭证及肝阳上亢头痛症,一般不适宜用灸法。

三、禁忌体质:对于过饱、过劳、过饥、醉酒、大渴、大惊、大恐、大怒者,慎用灸法。

【操作要点】

一、环境要求:环境宽敞明亮,治疗台清洁干燥。

二、素质要求:仪表端庄,衣帽整齐,修剪指甲。

三、物品准备:治疗盘、艾炷、火柴、凡士林、棉签、镊子、弯盘,酌情备浴巾、屏风等。间接灸时,备姜片、蒜片或附子饼等。

四、操作程序:

1.转抄医嘱,双人核对医嘱,评估患者。

2.洗手,戴口罩。备齐用物,携至床旁,做好解释,取得合作。再次核对医嘱。

3.协助取合理体位,松开衣着,暴露施灸部位。注意保暖。

4.根据病情或医嘱,施灸部位采取的灸法各有不同。

(1)隔姜灸:将鲜生姜切成直径为2~3厘米、厚为0.2~0.3厘米的薄片,中间用针刺数孔,然后将姜片置于应灸腧穴部位或患处,再将艾炷放姜片上面点燃施灸。当艾炷燃尽,再易炷施灸。灸完规定的壮数,以使皮肤潮红而不起水泡为度。常用于因寒而致的呕吐、腹痛、腹泻以及风寒痹痛等。

(2)隔蒜灸:将鲜大蒜头切成厚为0.2~0.3厘米的薄片,中间用针刺数孔(捣蒜如泥亦可),置于应灸腧穴或患处,然后将艾炷放在蒜片上点燃施灸。待艾炷燃尽,易炷再灸,直至灸完规定的壮数。此法多用于治疗瘰疬、肺痨及初起的肿疡等症。

(3)隔盐灸:用纯净的食盐填敷于脐部,或于盐上再置一薄姜片,上置大艾炷施灸,可防止食盐受火爆起而伤人。一般灸3~7壮。此法有回阳、救逆、固脱之功,但需连续施灸,不拘壮数,以待脉起、肤温、证候改善。临床上常用于治疗急性寒性腹痛、吐泻、痢疾、淋病、中风脱证等。

(4)隔附子饼灸:将附子研成粉末,以黄酒调和,做成直径约3厘米、厚约0.8厘米的附子饼,中间留一小孔或用针刺数孔,将艾炷置于附子饼上,放在应灸腧穴或患处,点燃施灸。由于附子辛温大热,有温肾补阳的作用,故多用于治疗命门火衰而致的阳痿、早泄、遗精或疮疡久溃不敛等症。

5. 施灸过程中,随时询问患者有无灼痛感,及时调整,防止烫伤。观察病情变化及有无因体位不适引起的机体痛苦;了解患者的生理、心理感受。

6. 施灸中应勤观察施灸部位皮肤情况,防止烧伤皮肤及烧坏衣物。

7. 施灸完毕,立即熄灭艾条。清洁局部皮肤,再次核对医嘱。协助患者衣着,安置舒适卧位,整理床单位,评估患者治疗效果,询问患者需求。酌情开窗通风。

8. 清理用物,用物分类消毒处理。

9. 洗手,记录并签名。

【指导患者】

治疗过程中可能出现水疱。

【注意事项】

1.灸部位,以先上后下,先灸头项、胸背,后灸腹部、四肢。

2.艾绒团必须捻紧,防止艾灰脱落烫伤皮肤或烧坏衣物。

3.施灸时,应防止烫伤皮肤或烧坏衣物。

4.施灸后局部皮肤出现微红灼热,属正常现象。如灸后出现小水泡,无须处理,可自行收敛。如水疱较大,可用无菌注射器抽去疱内液体,覆盖消毒纱布,保持干燥,防止感染。

5.熄灭后的艾条,应检查有无完全熄灭,以防复燃,发生火灾。

【操作沟通】

一、评估时的沟通:

双人核对,转抄治疗卡,再次双人核对,携治疗卡到床前。

护士:"您好!我是你的责任护士小蒋,能告诉我您的名字吗?"

患者:"我叫杨×。"

护士:"我能核对一下您的手腕带吗?"

患者:"可以。"

核对手腕带(床号、姓名、住院号、诊断),核对床头卡。

护士:"32床杨×,您最近是哪里不舒服?"

患者:"我近期老感觉胃痛。"

护士:"根据您的症状,遵医嘱我将为您进行一次隔物灸治疗,它是用药物将艾炷与施灸腧穴部位的皮肤隔开进行施灸的一种方法,从而达到治病的作用。您以前做过这项治疗吗?"

患者:"没有。"

护士："这项治疗没有痛苦,请您不用担心。在治疗过程中可能会出现水疱,不过请您放心,我会尽量避免的。您吃饭了吗?"

患者:"吃过了。"

护士："今天我为您选择的施灸部位在上腹部,我能看一下您上腹部的皮肤吗?"

患者:"可以。"

护士："您上腹部的皮肤完整,无破溃,可以行隔物灸治疗,我回去准备一下用物,您可以去趟卫生间,我们等会见。"

调节室温,酌情关闭门窗。必要时备屏风。

二、操作时的沟通:

洗手,戴口罩,准备用物,携用物至病人床旁。

护士："您好,能再告诉我一遍您的名字吗?"

患者:"我叫杨×。"

护士："我能再核对一下您的手腕带吗?"

患者:"可以。"

再次核对医嘱。核对手腕带(床号、姓名、住院号、诊断、穴位),核对床头卡。核对治疗部位和方法。

护士："杨师傅,这次施灸的部位在上腹部,需要您平躺,我协助您躺下好吗?"

患者:"可以。"

护士："在施灸的过程中有艾灰脱落,为了防止脱落的艾灰弄脏您的衣物,我在您的身下放置一条一次性中单,我协助您抬一下身体好吗?"

患者:"好的。"

暴露施灸部位,注意保暖,放置弯盘。根据病情或医嘱,施灸部位采取不同的灸法。

护士："32床杨×,根据医嘱,您今天施灸的穴位是中脘,我现在为您定穴,好吗?"

患者:"好的。"

护士:"穴位定好了,我今天给您采取的是隔姜灸,是将鲜生姜切成直径为2～3厘米、厚为0.2～0.3厘米的薄片,中间用针刺数孔,然后将姜片置于您的中脘穴,再将艾炷放姜片上面点燃施灸。当艾炷燃尽,再易炷施灸。灸完规定的壮数,以使皮肤潮红而不起疱为度。在治疗过程中如果有什么不适请您告诉我好吗?"

患者:"好的。"

再次核对,将姜片放到中脘穴,放上艾炷点燃,记录起始时间,随时观察反应,防止烫伤。

护士:"杨师傅,施灸有10分钟,您局部的皮肤出现微红,已达到施灸效果,现在感觉怎么样?"

患者:"还行,挺好的。"

护士:"施灸时间到了,我帮您取一下姜片和艾炷好吗?"

患者:"好的。"

在广口瓶中彻底熄灭艾炷,清洁局部皮肤,撤弯盘。一次性中单。再次核对医嘱。

三、操作后的沟通:

护士:"我帮您把衣服放下来,您需要更换体位吗?"

患者:"不用。"

护士:"您平时饮食要有规律,不能吃硬的、不易消化的食物,要保持乐观、快乐的心情。"

患者:"谢谢你,我会记住的。"

护士:"您还有什么需要吗?"

患者:"没有。"

护士:"如果有需要,呼叫器放在床旁,请您随时呼叫我,我也会随时过来看你的。谢谢您的配合,祝您早日康复。"

整理床单位,开窗通风。必要时撤掉屏风。

清理用物,归还原处,洗手,取口罩。

做好记录。

第五节　热敏灸

热敏灸是采用点燃的艾材产生的艾热悬灸热敏态穴位,激发透热、扩热、传热、局部不(微)热远部热、表面不(微)热深部热、非热觉等热敏灸感和经气传导,并施以个体化的饱和消敏灸量,从而提高艾灸疗效的一种新疗法。

【目标】

1.遵照医嘱进行治疗,解除或缓解各种寒证、虚证、湿证、瘀证者,尤其是对某些久病、慢性病等。

2.缓解各种疼痛疾患,如颈肩腰腿痛、强直性脊柱炎、肌筋膜炎、三叉神经痛、偏头痛等。

3.治疗各种内科疾患,如感冒、支气管炎、过敏性鼻炎、功能性消化不良、便秘、腹泻、失眠症、月经不调、痛经、慢性盆腔炎、乳腺增生、性功能障碍等。

【评估】

1.核对医嘱并评估施灸部位皮肤情况。

2.患者既往史、当前症状及相关因素。

3.患者年龄、文化层次、当前心理状态和对疾病的信心。

【禁忌证】

凡属实热证、阴虚发热者不宜施灸；颜面部、大血管处、孕妇腹部及腰骶部不宜施灸。

【操作要点】

一、环境要求：环境宽敞明亮，治疗台清洁干燥。

二、素质要求：仪表端庄，衣帽整齐，修剪指甲。

三、物品准备：治疗盘，艾条，火柴，弯盘，小口瓶，治疗巾。必要时备浴巾，屏风等。

四、操作程序：

1. 转抄医嘱，双人核对医嘱，评估患者。

2. 洗手，戴口罩。备齐用物，携至床旁，做好解释，取得合作。再次核对医嘱。

3. 协助取合理体位，松开衣着，暴露施灸部位。注意保暖。

4. 根据病情，选取热敏穴位。

5. 施灸·手持艾条，将点燃的一端对准施灸穴位，距皮肤2～5厘米处熏灸，另放一手指在穴位旁，以掌握皮肤温度灸至局部皮肤红晕，有轻微灼热感。

6. 施灸过程中，随时询问患者有无灼痛感，及时调整距离，防止烧伤。观察病情变化及有无因体位不适引起的机体痛苦，了解患者的生理、心理感受。

7. 施灸中应及时将艾灰弹入弯盘，防止烧伤皮肤及烧坏衣物。

8. 施灸完毕，立即将艾条插入小口瓶，熄灭艾火。清洁局部皮肤。再次核对医嘱。协助患者衣着，安置舒适卧位，整理床单位，评估者治疗效果，询问患者需求。酌情开窗通风。

9. 清理用物，用物分类消毒处理。

10. 洗手，记录并签名。

【指导患者】

治疗过程中可能出现水疱。

【注意事项】

1.施灸过程中注意保暖,随时询问患者有无灼痛感,及时调整距离;对温热不敏感者尤应注意局部皮肤的情况。

2.施灸中及时将艾灰弹入弯盘内,防止烧伤皮肤及烧坏衣物。

3.治疗过程中局部皮肤可能出现烫伤等情况,艾绒点燃后可出现较淡的中药燃烧气味,治疗过程中局部皮肤产生烧灼、热烫的感觉,应立即停止治疗。

4.艾灸后局部皮肤出现微热灼热,属于正常现象。治疗过程中局部皮肤可能出现水疱,如出现小水疱,无须处理可自行吸收;出现大水疱,可用无菌注射器抽出疱内液体,覆盖无菌纱布,保持干燥,防止感染。

5.熄灭后的艾条,装入小口瓶内,以防复燃,发生火灾。

【操作沟通】

一、评估时的沟通:

双人核对,转抄治疗卡,再次双人核对,携治疗卡到床前。

护士:"您好!我是你的责任护士高×,能告诉我您的名字吗?"

患者:"我叫王×。"

护士:"我能核对一下您的手腕带吗?"

患者:"可以。"

核对手腕带(床号、姓名、住院号、诊断),核对床头卡。

护士:"11床王×,您最近是哪里不舒服?"

患者:"我最近老便秘。"

护士:"根据您的症状,遵医嘱我将为您进行一次热敏灸治疗,它的作用主要是利用温热及药物通过经络传导,提高艾灸疗效,从而达到治病的作用。您以前做过这项治疗吗?"

患者:"没有。"

护士:"这项治疗没有什么痛苦,您不用紧张。在治疗过程中可能会出现水疱,不过请你放心我会尽量避免。请问您既往患过哪些疾病吗?"

患者:"没有。"

护士:"今天我为您选择的施灸部位在腹部,我能看一下您腹部的皮肤吗?"

患者:"可以。"

护士:"您腹部的皮肤完整,无破溃,可以行热敏灸治疗,我回去准备一下用物,您可以去趟卫生间,我们等会见。"

调节室温,酌情关闭门窗。必要时备屏风。

二、操作时的沟通:

洗手,戴口罩,准备用物,携用物至病人床旁。

护士:"您好,能再告诉我一遍您的名字吗?"

患者:"我叫王×。"

护士:"我能再核对一下您的手腕带吗?"

患者:"可以。"

再次核对医嘱。核对手腕带(床号、姓名、住院号、诊断、穴位),核对床头卡。核对治疗部位和方法。

护士:"王大叔,这次施灸的部位在腹部,我协助您躺下,好吗?"

患者:"好的。"

护士:"在施灸的过程中有艾灰脱落,为了防止脱落的艾灰弄脏您的衣物,我在您的腹部放置一条一次性中单,好吗?"

患者:"好的。"

暴露施灸部位,注意保暖,放置弯盘。根据病情,选取热敏穴位。

护士:"11床王大叔,根据医嘱,您今天施灸的穴位是中脘穴,我现在为您定穴。"

患者:"好的。"

护士:"我按的这个地方有点酸胀吧,现在为您进行热敏灸治疗,在施灸过程中,如果有什么不适请您告诉我好吗?"

患者:"好的。"

再次核对,手持艾条,将点燃的一端对准施灸穴位,距皮肤2~5厘米处熏灸,另放一手指在穴位旁,以掌握皮肤温度灸至局部皮肤红晕,有轻微灼热感。

护士:"王大叔,感觉烫不烫,有没有灼热感? 这温度您能承受吗?"

患者:"温度正好,挺舒服的。"

护士:"王大叔,施灸有10分钟,您局部的皮肤出现微红,已达到施灸效果,现在感觉怎么样?"

患者:"还行,挺好的。"

在广口瓶中彻底熄灭艾条,清洁局部皮肤,撤弯盘、治疗巾。再次核对医嘱。

三、操作后的沟通:

护士:"我帮您把衣服整理一下,您需要更换体位吗?"

患者:"不用了。"

护士:"您平时饮食要规律,多喝水,不要进辛辣刺激的食物。"

患者:"谢谢你,我会记住的。"

护士:"您还有什么需要吗?"

患者:"没有。"

护士:"如果有需要,呼叫器放在床旁,请您随时呼叫我,我也会随时过来看你的。谢谢您的配合,祝您早日康复。"

整理床单位,开窗通风。必要时撤掉屏风。

清理用物,归还原处。

洗手,取口罩,做好记录。

【常见病症选穴】

一、缓解症状：

1. 拔除尿管后：小便淋漓不尽，尿潴留。

穴位：关元、气海、中极、水道、膀胱腧周围寻找热敏点。

中医证型：一般适用于所有中医证型，尤以寒湿证、虚证效果好。

2. 膀胱痉挛（膀胱刺激征）：插尿管引起的膀胱痉挛。

穴位：关元、气海、中极周围寻找热敏点。

中医证型：一般适用于所有中医证型，尤其以肾阳虚衰型、中气不足型更为显效。

3. 癃闭：拔尿管后产生的癃闭。

穴位：关元、气海、中极、膀胱腧周围寻找热敏点。

中医证型：适用于风寒湿阻、气虚血瘀型。

4. 恶心呕吐：

穴位：中脘。

中医证型：适用于虚证、寒湿证。

5. 顽固性呃逆：

穴位：天突。

中医证型：适用虚证。

6. 胃脘痛：

穴位：中脘。

中医证型：适用于脾胃虚寒型。

7. 眩晕：

穴位：百合。

中医证型：适用于气血亏虚、风痰上扰型。

8. 四肢痿软：

穴位：

(1)上肢穴位：合谷、手三里、曲池、手五里。

（2）下肢穴位：梁门、伏兔、梁丘、足三里、丰隆、解溪、髀关。

9. 崩漏病人出血：

穴位：隐白大敦。

中医证型：所有证型，尤其以脾虚型为显效。

10. 胎位不正：

穴位：至阴穴位两旁。

11. 带状疱疹：

穴位：取带状疱疹周围穴位及患处。

第六节　督脉灸

"督脉灸"又称长蛇灸、铺灸。功效温补督脉，强壮真元，调和阴阳，温通气血。

【目标】

遵照医嘱进行治疗，解除或缓解督脉诸证和慢性、寒性疾病，如慢性支气管炎、支气管哮喘、类风湿性关节炎、风湿性关节炎、强直性脊柱炎、慢性肝炎、慢性胃炎、慢性肠炎、慢性腹泻、慢性腰肌劳伤、增生性脊柱炎、神经衰弱等。

【评估】

1. 核对医嘱并评估施灸部位皮肤情况。

2. 患者既往史、当前症状及相关因素。

3. 患者年龄、文化层次、当前心理状态和对疾病的信心。

【禁忌证】

孕妇及年幼老弱者或阴虚火旺之体,不适宜用本法治疗。

【操作要点】

一、环境要求:环境宽敞明亮,治疗台清洁干燥。

二、素质要求:仪表端庄,衣帽整齐,修剪指甲。

三、物品准备:治疗盘,生姜300克,陈艾绒200克,纱布(80厘米*15厘米),火柴,无菌纱块,一次性中单,弯盘,小口瓶。必要时备浴巾,屏风等。

四、操作程序:

1. 转抄医嘱,双人核对医嘱,评估患者。

2. 洗手,戴口罩。备齐用物,携至床旁,做好解释,取得合作。再次核对医嘱。

3. 协助患者松开衣着,俯卧,裸露背部。注意保暖。

4. 选取督脉,从大椎穴至腰俞穴。

5. 督脉穴(脊柱)上常规清洁皮肤后,在大椎至腰俞穴处置一条长约80厘米、宽约15厘米的纱布,再在纱布上铺5厘米宽,2.5厘米高姜泥一条,姜泥条上再铺以约1.5厘米圆柱状艾绒一条,点燃艾绒头、身、尾三点,让其自然烧灼施灸。燃尽后,再铺上艾炷灸治。灸2~3壮。

6. 灸毕移去姜泥,用湿热纱布轻轻揩干。

7. 灸后皮肤潮红,让其自然出水疱,在此期间严防感染。至第3天用消毒针引流水疱液,揩干后搽以龙胆紫药水,覆盖一层消毒纱布,隔日1次,直至灸瘢结痂脱落皮肤愈合。再次核对医嘱。

8. 协助患者衣着,安置舒适卧位,整理床单位,评估者治疗效果,询问患者需求。酌情开窗通风。

9. 清理用物,用物分类消毒处理。

10. 洗手,记录并签名。

【指导患者】

治疗过程中可能出现水疱。

【注意事项】

1. 施灸过程中注意保暖,注意局部皮肤的情况。

2. 灸后1个月内饮食忌生冷辛辣、肥甘厚味及鸡鹅鱼腥发物等。

3. 慎洗冷水,可用温水,避风寒、房事,全休1个月。

【操作沟通】

一、评估时的沟通:

双人核对,转抄治疗卡,再次双人核对,携治疗卡到床前。

护士:"您好！我是你的责任护士万×,能告诉我您的名字吗?"

患者:"我叫陈×。"

护士:"我能核对一下您的手腕带吗?"

患者:"可以。"

核对手腕带(床号、姓名、住院号、诊断),核对床头卡。

护士:"12床陈×,您最近是哪里不舒服?"

患者:"我感觉脊背疼,老直不起来腰,医生说我是脊柱炎。"

护士:"根据您的症状,遵医嘱我将为您进行一次督脉灸治疗,它的作用主要是在脊柱上铺上一条姜泥,在姜泥上放上点燃的艾绒,利用温热传导,调和阴阳,温通气血,从而达到治病的作用。您以前做过这项治疗吗?"

患者:"没有。"

护士:"请您不用紧张,在治疗过程中脊柱部位会出现小水疱,这样才能达到更好的效果,请不用担心。请问您既往患过高血压等一些慢性疾病吗?"

患者:"没有。"

护士:"今天我为您选择的施灸部位在背部,我能看一下您背部
    的皮肤吗?"

患者:"可以。"

护士:"您背部的皮肤完整,无破溃,可以行热敏灸治疗,我准备
    一下用物,您现在可以去趟卫生间去,我们等会见。"

调节室温,酌情关闭门窗。必要时备屏风。

二、操作时的沟通:

洗手,戴口罩,准备用物,携用物至病人床旁。

护士:"您好,能再告诉我一遍您的名字吗?"

患者:"我叫陈×。"

护士:"我能再核对一下您的手腕带吗?"

患者:"可以。"

再次核对医嘱。核对手腕带(床号、姓名、住院号、诊断、穴位),
核对床头卡。核对治疗部位和方法。

护士:"陈大娘,这次施灸的部位在背部,我协助您躺着趴下
    好吗?"

患者:"好。"

护士:"我帮您在胸前垫一个枕头,这个姿势舒服吗?"

患者:"可以。"

护士:"在施灸的过程中有艾灰脱落,为了防止脱落的艾灰弄脏
    您的衣物,我在您的身体下面放置一条一次性中单,协助
    您抬一下身体好吗?"

患者:"好的。"

暴露施灸部位,注意保暖,放置弯盘。再次核对,督脉穴(脊柱)
上常规清洁后,按要求铺纱条,铺姜泥,铺艾绒,点燃艾绒,正确施灸,
记录起始时间,随时观察患者反应。

护士:"我现在正在为您进行督脉灸治疗,先在脊柱上常规消毒
    后,在大椎至腰俞穴处置一条长约80厘米、宽约15厘米的

纱布,再在纱布上铺5厘米宽、2.5厘米高姜泥一条,姜泥条上再铺以约1.5厘米圆柱状艾绒一条,点燃艾绒头、身、尾三点,让其自然烧灼施灸。燃尽后,再铺上艾炷灸治。一般灸2~3壮。如果感觉烫或者有什么不适请您及时告诉我好吗?"

患者:"好的。"

护士:"陈大娘,施灸有10分钟了,您局部的皮肤已经潮红,一会自然出现水疱,在此期间严防感染。到第3天我会用消毒针引流水疱液,揩干后搽以龙胆紫药水,覆盖一层消毒纱布,隔日1次,直至灸瘢结痂脱落皮肤愈合就可以达到施灸效果,现在感觉怎么样?"

患者:"还行,挺好的。"

灸毕移去姜泥,用湿热纱布轻轻揩干局部皮肤,撤弯盘、一次性中单。再次核对医嘱。

三、操作后的沟通:

护士:"我帮您擦干净皮肤,把衣服放下来,您需要更换体位吗?"

患者:"不用。"

护士:"您在半小时尽量不要外出,避免受寒。平时不要用凉水,同时要注意保暖。治疗期间忌吃生冷及发物。"

患者:"谢谢你,我会记住的。"

护士:"您还有什么需要吗?"

患者:"没有。"

护士:"如果有需要,呼叫器放在床旁,请您随时呼叫我,我也会随时过来看你的。谢谢您的配合,祝您早日康复。"

整理床单位,开窗通风。必要时撤掉屏风。

清理用物,归还原处,洗手,取口罩。

做好记录。

【常见病症选穴】

一、肩臂痛：

1. 肩髃：肩峰端下缘，肩峰与肱骨大结节之间，三角肌上部中央。上臂外展平举，肩前凹陷中。

2. 肩髎：肩部，肩髃后方，当臂外展时，于肩峰后下方呈现凹陷处。

3. 肩贞：在肩关节后下方，臂内收时，腋后纹头上1寸。

二、腰腿痛：

1. 腰阳关：俯卧位，在腰部，当后正中线上，第四腰椎棘突下凹陷中，两髂嵴高点的连线与后正中线的交点处。

2. 足三里：在小腿前外侧，当犊鼻下3寸，距胫骨前缘一横指（中指）

3. 阳陵泉：在小腿外侧，当腓骨小头前下方凹陷处。

三、胃脘痛：

1. 中脘：仰卧位。在上腹部，前正中线上，当脐中上4寸。

2. 神阙：仰卧位，在腹中部，脐中央。

3. 足三里：在小腿前外侧，当犊鼻下3寸，距胫骨前缘一横指（中指）。

第三章　拔火罐法

拔罐疗法,又名"火罐气""吸筒疗法",古称"角法"。这是一种以杯罐作工具,借热力排去其中的空气产生负压,使吸着于皮肤,造成瘀血现象的一种疗法。古代医家在治疗疮疡脓肿时用它来吸血排脓,后来又扩大应用于肺痨、风湿等内科疾病。建国以后,由于不断改进方法,使拔罐疗法有了新的发展,进一步扩大了治疗范围,成为针灸治疗中的一种疗法。本章主要介绍罐的种类、点火方法等基本知识,常见病症的选穴及定穴方法,并介绍了留罐法、推罐法、闪罐法、针罐法、血罐法、拔药(水)罐法、平衡罐法、抽气罐法的操作方法及沟通。

第一节　拔罐疗法的基本知识

【作用】

拔罐疗法具有通经活络、行气活血、消肿止痛、祛风散寒等作用。

【适用范围】

拔罐疗法适用范围较为广泛,如风湿痹痛,各种神经麻痹,以及一些急慢性疼痛,如腹痛、腰背痛、痛经、头痛等均可应用,还可用于感冒、咳嗽、哮喘、消化不良、胃脘痛、眩晕等脏腑功能紊乱方面的病症。此外,如丹毒、毒蛇咬伤、疮疡初起未溃等外科疾病亦可用此法。

【种类】

罐的种类很多,目前临床常用的有竹罐、陶罐、玻璃罐和抽气罐等。

一、竹罐:

用直径3～5厘米坚固无损的竹子,截成6～8厘米或8～10厘米长的竹管,一端留节作底,另一端作罐口,用刀刮去青皮及内膜,制成形如腰鼓的圆筒,用砂纸磨光,使罐口光滑平正。竹罐的优点是取材容易,经济易制,轻巧,不易摔碎。缺点是容易爆裂漏气,吸附力不大。

二、陶罐:

用陶土烧制而成,罐的两端较小,中间略向外凸出,状如瓷鼓,底平,口径大小不一,口径小者较短,口径大者略长。这种罐的优点是吸力大,但质地较重,容易摔碎损坏。

三、玻璃罐:

是在陶制罐的基础上,改用玻璃加工而成,其形如球状,罐口平滑,分大、中、小三种型号。其优点是质地透明,使用时可直接观察局部皮肤的变化,便于掌握时间,临床应用较普遍。其缺点也是容易破碎。

四、抽气罐:

即用青霉素、链霉素药瓶或类似的小药瓶,将瓶底切去磨平,磨光滑,瓶口的橡胶塞须保留完整,以便于抽气时使用。现有用透明塑料制成的抽气罐,上面加置活塞,便于抽气。这种罐亦易破碎。

五、药罐:

此法一般是先用5～10枚完好无损的竹罐放在沸水或药液中,煮沸1～2分钟,然后用镊子夹住罐底,颠倒提出水面,甩出水液,迅速用凉毛巾紧扪罐口,立即将罐扣在应拔部位,即能吸附在皮肤上。煮罐时放入适量的祛风活血药物,如羌活、独活、当归、红花、麻黄、艾叶、川椒、木瓜、川乌、草乌等,即称药罐。

【点火的操作方法】

一、闪火法:

用镊子夹95%的乙醇棉球,点燃后在罐内绕1~3圈再抽出,并迅速将罐子扣在应拔的部位上。这种方法比较安全,是常用的拔罐方法,但须注意的是点燃的乙醇棉球切勿将罐口烧热,以免烫伤皮肤。

二、投火法:

将乙醇棉球或纸片燃着后投入罐内,趁火最旺时迅速将火罐扣在应拔的部位上即可吸住。这种方法吸附力强,但由于罐内有燃烧物质,火球落下很容易烫伤皮肤,故宜在侧面横拔。

三、贴棉法:

取棉花一小方块,略浸乙醇,压平贴在罐内壁的中下段或罐底,用火柴点燃后,将罐子迅速扣在选定的部位上,即可拔住。这种方法须注意棉花浸乙醇不宜过多,否则燃烧乙醇滴下时,容易烫伤皮肤。

四、架火法:

用不易燃烧和不易传热的物体,如小瓶盖等(其直径要小于罐口),放在应拔的部位上,上置小块乙醇棉球,点燃后迅速将罐子扣上。这种方法吸附力也较强。

五、滴酒法:

在火罐内滴入95%乙醇1~3滴,翻倒之使其均匀地布于罐壁,然后点火燃着,迅速将罐子扣在应拔的部位上。这种方法须注意滴入乙醇要适量,如过少不易燃着,若过多往往滴下会灼伤皮肤。

【种类】

一、留罐法:

又称坐罐,即拔罐后将罐子吸附留置于施术部位10~15分钟,然

后将罐起下。此法一般疾病均可应用,而且单罐、多罐皆可应用。留罐法又可分两种:

1. 单罐法:即单拔一罐,一般用于治疗病变范围比较局限的疾病。可按病变或压痛范围的大小选用适当口径的罐具吸拔。如胸胁部挫伤,可取大或中号罐,在压痛明显处吸拔一罐。

2. 多罐法:(神经节段拔罐法)。即指一次拔数个乃至十数个罐,多罐并用,一般用于治疗病变范围比较广泛、病变处肌肉较丰满的疾病,或敏感反应点较多者,可根据病变部位的解剖形态等情况,酌情吸拔数个至十余个。其中,拔的罐分散而无一定规律,叫散罐;循肌束、神经或经脉走行位置排列吸拔的称排罐。

二、推罐:

又称走罐,行罐法或旋罐法。一般用于面积较大、肌肉厚的部位,如腰背部、大腿部等。可选用口径较大的玻璃火罐,罐口要平滑,先在罐口或欲拔罐部位涂一些凡士林油膏等润滑剂,再将罐拔住,然后,医者用右手握住罐子,向上、下、左、右需要拔罐的部位往返推动,至所拔部位的皮肤潮红、充血甚或瘀血时,将罐起下。

二、闪罐法:

又称病变反射区吸拔法。闪罐法指罐吸拔在应拔部位后随即取下,再迅速拔住,反复操作至皮肤潮红时为止的拔罐方法,若连续吸拔20次左右,又称连续闪罐法。此法的兴奋作用较为明显,适用于肌肉痿弱、局部皮肤麻木或功能减退的虚弱病症及中风后遗症等。

四、针罐法:

针罐法是针刺与拔罐相结合的一种综合拔罐法。其具体操作也可分为两类:

1. 留针拔罐法:选定穴位,针刺至得气,运用一定手法,留针于穴区,再在其上拔罐。

2. 不留针拔罐法:系指针刺后立即去针,或虽留针,但须至取针后,再在该部位拔罐的一种方法。

五、血罐法：

又称刺络拔罐或刺血拔罐。即在应拔部位的皮肤消毒后，用三棱针点刺出血或用皮肤针叩打后再行拔罐，使之出血，以加强刺血治疗的作用。一般针后拔罐留置10～15分钟。刺的时候不宜过深，出血量控制在20毫升左右。

六、药罐法：

是指先在抽气罐内盛贮一定的药液，一般为罐子的1／2左右，药物常用生姜、辣椒液、两面针酊、风湿酒等，或根据需要配制，然后按抽气罐操作法抽去空气，使罐吸附在皮肤上。

七、水罐法：

是先在罐内装入1/3～1/2的温水，将纸或乙醇棉球放在近瓶口处点燃，在火焰旺盛时投入罐内，并迅速将罐扣在应拔部位。

八、平衡罐法：

也就是内脏神经调节吸拔法，是在传统的罐法上，增加了闪、摇、振提、滑等多种手法，对患者实施熨刮、牵拉、挤压、弹拔等物理刺激，以激发经气、温通经络、行气导滞，祛寒除湿、调节阴阳，达到修复机体的平衡功能的作用，故名平衡罐。

九、抽气罐法：

是将罐紧扣在穴位上，将注射器从橡皮塞刺入瓶内，抽出空气，使其产生负压，即能吸住。或用抽气筒套在塑料杯罐活塞上，将空气抽出，使之吸拔在选定的部位上。

十、挤压罐法：

是通过对罐具的挤压形成罐内负压的拔罐方法。常用罐具由橡胶或塑料制成，外形与玻璃火罐相似但不透明。操作时用力将罐挤压到一定程度（根据需要的吸拔力大小决定挤压程度），再将罐口扣在应拔部位并压紧，放松挤压后，罐具靠本身弹力恢复原状，罐内形成负压而吸拔住罐具。起罐时再用力挤压罐具，负压消失则罐脱落。挤压罐吸拔力的维持时间较短，应随时检查，脱落时重新吸拔。

【起罐方法】

起罐时,一般先用左手夹住火罐,右手拇指或食指在罐口旁边按压一下,使空气进入罐内,即可将罐取下。若罐吸附过强时,切不可硬行上提或旋转提拔,以轻缓为宜。

【注意事项】

1. 拔罐时要选择适当的体位和肌肉丰满的部位。若体位不当或有所移动,及骨骼凸凹不平、毛发较多的部位,均不可用。

2. 拔罐时要根据所拔部位的面积大小而选择大小适宜的罐。操作时必须迅速,才能使罐拔紧,吸附有力。

3. 用火罐时应注意勿灼伤或烫伤皮肤。若烫伤或留罐时间太长而皮肤起水疱时,小的无须处理,仅敷以消毒纱布,防止擦破即可。水疱较大时,用消毒针将水疱刺破放出水液,涂以龙胆紫药水,或用消毒纱布包敷,以防感染。

4. 皮肤有过敏、溃疡、水肿者,及大血管分布部位,不宜拔罐。高热抽搐者,以及孕妇的腹部、腰骶部,亦不宜拔罐。

第二节 常见病症的选穴及定穴方法

【呼吸系统适应证】

1. 急性及慢性支气管炎、哮喘、肺水肿、肺炎、胸膜炎。

主穴:大杼、风门、肺俞、膺窗。

2. 风寒感冒、虚寒哮喘。

主穴:大椎、身柱、大杼、风门、肺俞。

【消化系统适应证】

1.急性及慢性胃炎、胃神经痛、消化不良症、胃酸过多症。

主穴:肝俞、脾俞、胃俞、隔俞、章门。

2.胃脘痛(脾胃虚寒)。

主穴:脾俞、胃俞、章门、中脘。

3.腹痛(寒邪内积、饮食停滞)。

主穴:中脘、天枢、关元、气海。

4.腹泻(慢性虚寒性腹泻)。

主穴:大肠俞、小肠俞、脾俞、中脘、天枢、关元、章门。

5.急性及慢性肠炎。

主穴:脾俞、胃俞、大肠俞、天枢。

【循环系统适应证】

1.高血压。

主穴:肝俞、胆俞、脾俞、肾俞、委中、承山、足三里。重点多取背部及下肢部。

2.心律不齐。

主穴:心俞、肾俞、膈俞、脾俞。

3.心脏供血不足。

主穴:心俞、膈俞、膏肓俞、章门。

【运动系统适应证】

1.颈椎关节痛、肩关节及肩胛痛、肘关节痛。

主穴:压痛点及其关节周围拔罐。

2.背痛、腰椎痛、骶椎痛、髋痛。

主穴:根据疼痛部位及其关节周围拔罐。

3. 膝痛、踝部痛、足跟痛。

主穴：在疼痛部位及其关节周围，用小型玻璃火罐，进行拔火罐疗法。

【神经系统适应证】

1. 神经性头痛、枕神经痛。

主穴：大椎、大杼、天柱（加面垫）、至阳。

2. 肋间神经痛。

主穴：章门、期门、及肋间痛区拔罐。

3. 坐骨神经痛。

主穴：秩边、环跳、委中。

4. 因风湿劳损引起的四肢神经麻痹证。

主穴：大椎、膏肓俞、肾俞、风市及其麻痹部位。

5. 颈肌痉挛。

主穴：肩井、大椎、肩中俞、身柱。

6. 腓肠肌痉挛。

主穴：委中、承山及患侧腓肠肌部位。

7. 面神经痉挛。

主穴：下关、印堂、颊车，用小型罐，只能留罐6秒钟，起罐，再连续拔10～20次。

8. 膈肌痉挛。

主穴：膈俞、京门。

【妇科方面的适应证】

1. 痛经。

主穴：关元、血海、阿是穴。

2. 闭经。

主穴：关元、肾俞。

3.月经过多。

主穴:关元、子宫。

4.白带。

主穴:关元、子宫、三阴交。

5.盆腔炎。

主穴:秩边、腰俞、关元俞。

【外科疮疡方面的适应证】

1.疖肿。

主穴:身柱及疖肿部位,小型罐面垫拔。

2.多发性毛囊炎。

主穴:至阳、局部小型罐加面垫拔。

3.下肢溃疡。

主穴:局部小型罐加面垫拔。

4.急性乳腺炎。

主穴:疼痛局部热毛巾热敷后,用中型或大型火罐拔,可连续拔5~6次。

【其他方面的适应证】

1.落枕。

主穴:大椎、大杼、肩外俞、阿是穴。

2.肩周炎。

主穴:肩髃、肩髎、臑俞、阿是穴。

3.坐骨神经痛。

主穴:肾俞、气海俞、环跳。

4.腰痛。

主穴:肾俞、大肠俞、腰阳关、阿是穴。

第三节　留罐法

留罐法，又称坐罐，是将罐吸附到施术部位以后留置 10～15 分钟，然后再起罐。此法临床常用，适用广泛，一般疾病均可使用。又分为多罐和单罐。罐吸附在皮肤上滞留一段时间的方法叫留罐法。适用于多种病症。

【目标】

1. 缓解风寒湿痹而致的腰背酸痛、虚寒性咳喘等症状。
2. 用于疮疡及毒蛇咬伤的急救排毒等。

【评估】

1. 核对医嘱，了解患者体质及拔罐局部皮肤情况。
2. 患者既往史、当前临床表现、发病部位及相关因素。
3. 患者年龄、文化程度、目前心理状态和对疾病的认识。

【禁忌证】

高热抽搐及凝血机制障碍患者；皮肤溃疡、水肿及大血管处；孕妇腹部、腰骶部均不宜拔罐。

【操作要点】

一、环境要求：环境宽敞明亮，治疗台清洁干燥。

二、素质要求：仪表端庄，衣帽整齐，修剪指甲。

三、物品准备：各种规格的竹罐或玻璃罐、95% 乙醇浸润的棉球、镊子、火柴或乙醇灯、一次性中单等。必要时备浴巾和屏风。

四、操作程序：

1. 转抄医嘱,双人核对医嘱,评估患者。

2. 洗手,戴口罩。备齐用物,携至床旁,做好解释,取得合作。

3. 协助患者取合理体位,遵医嘱,选择部位,暴露拔罐部位,注意保暖。再次核对医嘱。

4. 用镊子夹1~3个95%的乙醇棉球,点燃后在罐内绕1~3圈再抽出,并迅速将罐子扣在应拔的部位上。

5. 留罐10~15分钟。

6. 起罐时先用左手握住火罐,右手拇指在罐口旁边按压一下,使空气进入罐内,即可将罐取下。

7. 操作完毕。清洁局部皮肤。再次核对医嘱。协助患者穿好衣裤,安置舒适体位,整理床单位,评估患者治疗效果,询问患者需求。

8. 清理用物,用物分类消毒处理。

9. 洗手,记录并签名。

【指导患者】

治疗过程中可能出现水疱。

【注意事项】

1. 治疗室应宽敞明亮、空气流通、室温适宜,要注意患者保暖,并防止晕罐,如有晕罐可参照晕针处理。

2. 根据病情与施术要求选择适当体位与罐的规格,充分暴露应拔部位,有毛发者应剃去,拔针罐应消毒,防止交叉感染。

3. 选好体位后,嘱患者体位应舒适,勿移动体位,以防罐具脱落。

4. 不宜拔的部位:心前区、皮肤细嫩处、皮肤破损处、皮肤瘢痕处、乳头、骨突出处均不宜拔罐。

5. 避免烫伤。不要将燃烧的乙醇落在病人的身上,过热的罐子勤更换。

6.同一部位不能天天拔。在拔罐的旧痕未消退前,不可再拔罐。

7.在给患者拔罐时,应密切观察病人的情况,注意询问患者的感觉,观察其局部和全身反应。如有晕罐等情况,应及时处理。

8.老年人、儿童与体质虚弱的患者施罐数量宜少,留罐时间宜短,否则难以承受。初次接受拔罐者除应消除其畏惧心理外,拔罐数量与时间也宜少宜短,待适应后复诊时再酌增。

9.施罐手法要纯熟,动作要轻、快、稳、准。拔多罐时罐间距离应适中,过远影响疗效,过近易痛易落。

【操作沟通】

一、评估时的沟通:

双人核对,转抄治疗卡,再次双人核对,携治疗卡到床前。

护士:"您好！我是你的责任护士王×,能告诉我您的名字吗?"

患者:"我叫张×。"

护士:"我能核对一下您的手腕带吗?"

患者:"可以。"

核对手腕带(床号、姓名、住院号、诊断),核对床头卡。

护士:"38床张×,您最近是不是腰背部疼痛住院的?"

患者:"是的。"

护士:"根据您的病情,遵医嘱我将为您进行一次留罐治疗,是将火罐吸附到您的疼痛部位,留置10～15分钟,然后再起罐。它可以起到消肿止痛的作用,可以改善您的疼痛症状。"

患者:"会不会很痛?"

护士:"会有一点,请不用紧张,请问您凝血功能有没有问题？以往患过什么疾病没有?"

患者:"没有,身体一直都挺好的。"

护士:"您今天拔罐的部位在背部,能看一下您背部的皮肤吗?"

患者:"可以。"

护士:"您背部的皮肤完好,适合拔罐,这项治疗约需20分钟,我去准备用物,您去一下卫生间好吗?"

患者:"好的。"

护士:"那我们等会见。"

调节室温,酌情关闭门窗。

二、操作时的沟通:

洗手,戴口罩,准备用物,携用物至病人床旁。

护士:"您好,能再告诉我一遍您的名字吗?"

患者:"可以,我叫张×。"

再次核对医嘱。核对手腕带(床号、姓名、住院号、诊断),核对床头卡。核对治疗部位和方法。

护士:"38床张×,请问您准备好了吧? 您今天的治疗部位在腰背部,我能协助您平卧在床上,好吗?"

患者:"可以,我已经准备好了,开始吧。我这样趴着行吗?"

护士:"很好,在治疗的过程中为了防止弄脏您的衣物,我在您的肩下垫一条一次性中单,我协助您抬一下身体好吗?"

患者:"好的。"

护士:"我现在把您的上衣解开,暴露拔罐穴位,用浴巾给您保暖,感觉冷吗?"

患者:"不冷,挺好的。"

护士:"38床张×,您是这个地方痛吗?"

患者:"是的。"

再次核对穴位,检查罐口有无缺损裂隙。用镊子夹1~3个95%的乙醇棉球,点燃后在罐内绕1~3圈再抽出,并迅速将罐子扣在应拔的部位上。待吸牢后撒手,留罐10~15分钟,注意检查罐口吸附情况。

护士:"遵医嘱我今天在您的背部拔6个火罐,现在采取的是闪火法拔罐,吸附后留罐10～15分钟。您感觉罐口吸附得紧不紧,痛吗?"

患者:"挺好。"

护士:"在留罐的过程中如果吸附过松或者过紧,有什么不舒服,请您及时告诉我,好吗?"

患者:"好的。"

留罐过程中观察拔罐局部皮肤情况。

护士:"张大哥,时间到了,您局部的皮肤现在是紫红色,属于正常拔罐颜色,没有水疱和破溃,可以起罐了。"

患者:"好的。"

一手夹持罐体,另一只手拇指按压罐口皮肤,使空气进入罐内,顺利起罐,用纱块清洁皮肤,检查皮肤情况。再次核对医嘱。

三、操作后的沟通:

护士:"您皮肤完整,没有水疱,治疗做完了,感觉好些没?"

患者:"感觉轻松多了,谢谢你!"

护士:"我帮您把衣服放下来,协助您平躺好吗?"

患者:"不用,我自己来。"

护士:"平时您要多休息,不要劳累,适当锻炼锻炼身体,还有需要吗?"

患者:"没有。"

护士:"那您休息一会,有事叫我。谢谢您的配合,祝您早日康复。"

整理床单位,必要时撤掉屏风。

清理用物,归还原处。

洗手,取口罩。

做好记录。

第四节　推罐法

推罐法,也叫走罐法、行罐法、滑罐法,是选用口径较大的玻璃火罐,拔罐前先在施术部位皮肤或罐口上涂抹润滑剂,再将罐拔住,然后拔罐者用力在患者皮肤上做上下或左右的往返推动,直到皮肤出现充血或瘀血时将罐拔起,达到活血通络、治疗疾病的目的。

【目标】

遵医嘱进行治疗,缓解或解除各种腰背痛、腰肌劳损、四肢肌肉酸痛等疾病。

【评估】

1. 核对医嘱,了解患者体质及拔罐局部皮肤情况。

2. 患者既往史、前临床表现、发病部位及相关因素。

3. 患者年龄、文化程度、目前心理状态和对疾病的认识。

【禁忌证】

高热抽搐及凝血机制障碍患者禁用;皮肤溃疡、水肿及大血管处;孕妇腹部、腰骶部均不宜拔罐。

【操作要点】

一、环境要求:环境宽敞明亮,治疗台清洁干燥。

二、素质要求:仪表端庄,衣帽整齐,修剪指甲。

三、物品准备:治疗盘,火罐(玻璃罐或陶罐),止血钳,95%乙醇棉球,火柴,小口瓶,一次性中单,弯盘。必要时备浴巾和屏风。

四、操作程序:

1. 转抄医嘱,双人核对医嘱,评估患者。

2. 洗手,戴口罩。备齐用物,携至床旁,做好解释,取得合作。再次核对医嘱。

3. 协助患者取合理体位,暴露拔罐部位,注意保暖。

4. 先在罐口或在将要施术部位涂上一层凡士林等润滑油,用闪火法将罐吸拔于皮肤上。

5. 用右手握住罐底,稍倾斜,在罐口后半边着力,前半边略提起,循着上、下、左、右方向推移,循着经络或需要拔罐的线路来回推罐。

6. 根据不同病情,采用不同走罐的部位、方法、时间及路线。

(1)推罐的部位:①局部推罐:以病变部位为中心,进行较小范围的上、下、左、右旋转推行。如肩周炎,可以在肩部做顺逆时针走向的缓慢旋转。②循经推罐:以与病变相关连的经脉为主,进行较大范围的循经走罐治疗。如腰肌劳损,即循经过腰部的督脉经和膀胱经做上下往返移动的走罐治疗。

(2)推罐的方法及时间:①轻吸快推法:罐内皮肤吸起3～4毫米,以每秒钟推行60厘米的速度走罐,以皮肤潮红为度。此法适用于外感风邪、皮痹麻木、末梢神经炎等症,每日1次,每次3～5分钟,10次为一疗程。②重吸快推法:罐内皮肤吸起6～8毫米,以每秒钟推行30厘米的速度走罐,以皮肤呈紫红为度。此法适用于经脉、脏腑功能失调的病证,每日1次,每次3～5分钟,10次为一疗程。③重吸缓推法:罐内皮肤吸起8毫米以上,以每秒钟2～3厘米的速度缓推,至皮肤紫红为度。此法适用于经脉气血阻滞、筋脉失养等病证,如寒湿久痢、坐骨神经痛、肌肉萎缩及痛风等。此法的刺激量在走罐法中最大,可自皮肤吸拔出沉滞于脏腑、经脉的寒、湿、邪、毒。每日1次,每次3～5分钟,10次为一疗程。实证逆经走罐;虚证顺经走罐。

(3)推罐路线:腰背部沿垂直方向上下推拉;胸胁部沿肋骨走向

左右平行推拉;肩、腹部采用罐具自转或在应拔部位旋转移动的方法;四肢部沿长轴方向来回推拉等。

7. 至走罐部位的皮肤红润、充血或出现瘀血斑。

8. 操作时应注意根据病人的病情和体质调整罐内的负压,以及走罐的快、慢、轻、重。罐内的负压不可过大,否则走罐时由于疼痛较剧烈,病人无法接受;推罐时应轻轻推动罐的颈部后边,用力要均匀,以防火罐脱落。

9. 起罐时先用左手握住火罐,右手拇指在罐口旁边按压一下,使空气进入罐内,即可将罐取下。

10. 操作完毕。再次核对医嘱。协助患者穿好衣裤,安置舒适体位,整理床单位,评估患者治疗效果,询问患者需求。

11. 清理用物,用物分类消毒处理。

12. 洗手,记录并签名。

【指导患者】

治疗中皮肤出现红润、充血或瘀血斑。

【注意事项】

1. 宜选用玻璃罐或陶罐,罐口应平滑,以防划伤皮肤。

2. 只适宜脊背、腰臀、大腿部。一般用于治疗病变部位较大、肌肉丰厚而平整,或者需要在一条或一段经脉上拔罐。

3. 防止烫伤和灼伤。施罐手法要纯熟,动作要稳、准、快,起罐时切勿强拉。如拔罐局部出现较大水疱,可用无菌注射器抽出疱内液体,外涂龙胆紫,保持干燥,必要时用无菌纱布覆盖固定。

4. 拔罐过程中随时检查火罐吸附情况和观察皮肤颜色。推罐皮肤以红润、充血或瘀血为度。

5. 凡使用过的火罐,均应清洁消毒,擦干后备用。

【操作沟通】

一、评估时的沟通：

双人核对,转抄治疗卡,再次双人核对,携治疗卡到床前。

护士:"您好!我是你的责任护士何×,能告诉我您的名字吗?"

患者:"我叫张×。"

护士:"我能核对一下您的手腕带吗?"

患者:"可以。"

核对手腕带(床号、姓名、住院号、诊断),核对床头卡。

护士:"1床张×,您是左肩部痛半月入院的吗?"

患者:"是的。"

护士:"根据您的病情,遵医嘱我将为您进行一次推罐治疗,就是先在您的左肩部位皮肤上涂抹润滑剂,再将罐拔住,然后在肩部皮肤上做上下或左右的往返推动,直到皮肤出现充血或瘀血时将罐拔起,达到活血通络、治疗疾病的目的。"

患者:"会不会很痛?"

护士:"有一点点,在推罐的时候会有点不舒服,请不用紧张,配合我就可以。"

患者:"好的。"

护士:"请问您有高血压、糖尿病及血液系统方面的疾病吗?"

患者:"没有。"

护士:"您今天拔罐的部位在左肩背部,能看一下您左肩背部的皮肤吗?"

患者:"可以。"

护士:"您左肩背部的皮肤完好,适合推罐,这项治疗约需20分钟,我去准备用物,您需要我协助您去卫生间吗?"

患者:"不用,我自己去。"

护士:"好的,那我们等会见。"

调节室温,酌情关闭门窗。

二、操作时的沟通：

洗手,戴口罩,准备用物,携用物至病人床旁。

护士："您好,能再告诉我一遍您的名字吗?"

患者："可以,我叫张×。"

再次核对医嘱。核对手腕带(床号、姓名、住院号、诊断),核对床头卡。核对治疗部位和方法。

护士："1床张×,您今天行推罐治疗的部位在左肩背部,您能平趴在床上吗?"

患者："可以,这样行吗?"

护士："很好,在治疗的过程中为了防止弄脏您的衣物,我在您的肩下垫条一次性中单,我协助您抬一下身体好吗?"

患者："好的。"

护士："我现在把您的上衣打开,暴露推罐部位,用浴巾给您保暖,感觉冷吗?"

患者："还行,不冷。"

护士："1床张×,您是这个地方痛吗?"

患者："是的。"

再次核对穴位,检查罐口有无缺损裂隙,先在罐口或在将要施术部位涂上一层凡士林等润滑油,用闪火法将罐吸拔于皮肤上。

护士："1床张×,我采用闪火法给您拔罐,您感觉怎么样? 吸附得紧吗?"

患者："还可以。"

护士："那我现在给您循经进行推罐,在推罐的过程中可能感觉有点疼,请您放松,不要紧张,如果有其他什么不舒服或者力度过重,不能承受时,请及时告诉我,好吗?"

患者："好的。"

用右手握住罐底,稍倾斜,在罐口后半边着力,前半边略提起,循

106

着上、下、左、右方向推移,循着经络或需要拔罐的线路来回推罐。

护士:"1床张×,这个力度您感觉能耐受吗?"

患者:"可以。"

护士:"张×,时间到了,您局部的皮肤已成紫红色,可以起罐了。"

患者:"好的。"

一手夹持罐体,另一只手拇指按压罐口皮肤,使空气进入罐内,顺利起罐,用纱块清洁皮肤,检查皮肤情况。再次核对医嘱。

三、操作后的沟通:

护士:"您皮肤现在是红紫色,属于正常颜色,没有水疱,治疗做完了,感觉左肩部轻松一些吗?"

患者:"轻松多了,真是谢谢您!"

护士:"我帮您把衣服整理好,协助您平躺好吗?"

患者:"不用,我自己来。"

护士:"您要多休息,不要劳累,避免受寒。请问您还有需要吗?"

患者:"没有。"

护士:"那您休息一会,有事叫我。谢谢您的配合,祝您早日康复。"

整理床单位,必要时撤掉屏风。

清理用物,归还原处。

洗手,取口罩,做好记录。

第五节 闪罐疗法

闪罐法是将棉花球蘸95%乙醇点燃,在罐内绕一周后抽出,立即将罐按在拔罐的部位上,再马上拔下,再吸再拔,反复多次。直到局部皮肤充血为止。此法多用于局部皮肤麻木、疼痛或功能减退等,达到通经活络、行气活血、消肿止痛、祛风散寒等功效。

【目标】

1. 遵照医嘱进行,治疗或缓解风寒湿痹证、腰背肩臂腿痛、关节痛、软组织挫伤扭伤及伤风感冒、头痛、咳嗽、哮喘、胃脘痛、呕吐、腹痛、泄泻、痛经、中风偏瘫等。

2. 适应于肌肉比较松弛,吸拔不紧或留罐有困难处,以及局部皮肤麻木或功能减退的虚证患者。

【评估】

1. 核对医嘱,了解患者既往史、发病部位及相关因素。

2. 评估患者体质及拔罐局部皮肤情况。

3. 患者对疼痛的耐受度。

【禁忌证】

1. 有出血倾向的疾病禁用闪罐,如血小板减少症、白血病、过敏性紫癜。

2. 新伤骨折、瘢痕、恶性肿瘤局部、静脉曲张、体表大血管处、局部皮肤弹性差者禁用。

3. 妇女月经期下腹部慎用,妊娠期下腹部、腰骶部、乳房处禁用。

4. 心、肾、肝严重疾病以及高热抽搐者禁用。

5. 皮肤过敏、外伤、溃疡处禁用。

6. 五官部位、前后二阴部位不宜用。

7. 酒醉、过饱、过饥、过劳、大渴、大汗、大出血等禁用。

【操作要点】

一、环境要求:环境宽敞明亮,治疗台清洁干燥。

二、素质要求:仪表端庄,衣帽整齐,修剪指甲。

三、**物品准备**：治疗盘,玻璃火罐数个(大小适宜的火罐),95%乙醇棉球,止血钳,打火机,纱布,广口瓶,一次性中单,弯盘。必要时备浴巾和屏风。

四、**操作程序**：

1. 转抄医嘱,双人核对医嘱,评估患者。

2. 洗手,戴口罩。备齐用物,携至床旁,做好解释,取得合作。再次核对医嘱。

3. 协助患者松开衣着。按闪罐部位,取合理体位。

4. 用镊子夹1~3个95%的乙醇棉球,点燃后在罐内绕1~3圈再抽出,并迅速将罐子扣在应拔的部位上,然后又立即取下,再迅速拔住,反复多次地拔上起下,至皮肤潮红为止,需注意闪罐大多采用火罐或真空抽气罐,且所用的罐不宜过大。

5. 操作完毕。清洁局部皮肤。再次核对医嘱。协助患者穿好衣裤,安置舒适体位,整理床单位,评估患者治疗效果,询问患者需求。

6. 清理用物,用物分类消毒处理。

7. 洗手,记录并签名。

【指导患者】

治疗过程中可能出现水疱或出现红紫或瘀血。

【注意事项】

1. 施罐手法要纯熟,动作要轻、快。

2. 以皮肤红润、充血或瘀血为度。

【操作沟通】

一、**评估时的沟通**：

双人核对,转抄治疗卡,再次双人核对,携治疗卡到床前。

护士:"您好! 我是你的责任护士马×,能告诉我您的名字吗?"

患者:"我叫张×。"

护士:"我能核对一下您的手腕带吗?"

患者:"可以。"

核对手腕带(床号、姓名、住院号、诊断),核对床头卡。

护士:"35床张×,您是哪里不舒服?"

患者:"感冒了,咳嗽得厉害。"

护士:"根据您的病情,遵医嘱我将为您进行一次闪罐治疗,它是将罐拔在您的背部双肺腧穴,然后取下,反复多次地再吸再拔,直到局部皮肤充血,达到通经活络、行气活血的功效,改善您的症状。请问您以前做过没有?"

患者:"做过普通火罐,没有做过闪罐。"

护士:"闪罐的时候可能有一点点不舒服,请不用紧张。您吃早饭了吗?"

患者:"吃了。"

护士:"请问您有高血压、糖尿病及凝血功能方面的疾病吗?"

患者:"没有。"

护士:"您今天拔罐的部位在背部,能看一下您背部的皮肤吗?"

患者:"可以。"

护士:"您背部的皮肤完好,适合闪罐,这项治疗约需20分钟,我去准备用物,您需要去一趟卫生间吗?"

患者:"不用。"

护士:"那请您稍等,我去准备物品,等会见。"

调节室温,酌情关闭门窗。

二、操作时的沟通:

洗手,戴口罩,准备用物,携用物至病人床旁。

护士:"您好,能再告诉我一遍您的名字吗?"

患者:"可以,我叫张×。"

再次核对医嘱。核对手腕带(床号、姓名、住院号、诊断),核对床头卡。核对治疗部位和方法。

护士:"35床张×,您今天行闪罐治疗的部位在背部,为了便于操作,我协助您平躺在床上趴下,可以吗?"

患者:"可以,这样行吗?"

护士:"很好,你感觉这样舒服吗?"

患者:"舒服。"

护士:"在治疗的过程中为了防止弄脏您的衣物,我在您的肩下垫条一次性中单,我协助您抬一下身体好吗?"

患者:"好的。"

护士:"我现在帮您把上衣松开,暴露背部,用浴巾给您保暖,感觉冷吗?"

患者:"不冷。"

再次核对穴位,按常规将火罐扣在双肺腧穴上,然后立即取下,再迅速拔住,反复多次地拔上起下,至皮肤潮红为止。

护士:"我现在给您定穴,您感觉我按压的双肺腧部位酸胀吗?"

患者:"是的,酸胀痛。"

护士:"好,我现在用闪火法给您拔罐,拔上后再快速取下来,您感觉罐口吸附得紧不紧?"

患者:"可以。"

护士:"那我现在给您反复闪罐,请您放松,不要紧张,如果有什么不舒服,请及时告诉我,好吗?"

患者:"好的。"

护士:"张师傅,这个力度您感觉能耐受吗?"

患者:"挺好的。"

护士:"张师傅,时间到了,您局部的皮肤已成紫红色,可以起罐了。"

患者:"好的。"

一手夹持罐体,另一只手拇指按压罐口皮肤,使空气进入罐内,顺利起罐,用纱块清洁皮肤,检查皮肤情况。再次核对医嘱。

三、操作后的沟通：

护士："治疗做完了，感觉轻松一些没？"

患者："好多了，谢谢您！"

护士："您背部的皮肤微红，属于正常现象，我帮您把衣服放下来，协助您躺好。"

患者："好的。"

护士："您要多休息，不要劳累，要注意保暖，不要吃生冷食物。还有需要吗？"

患者："没有。"

护士："那您休息一会，有事叫我。谢谢您的配合，祝您早日康复。"

整理床单位，必要时撤掉屏风。

清理用物，归还原处。

洗手，取口罩。

做好记录。

第六节　针罐法

针罐法：又叫留针拔罐法，是将针刺和拔罐相结合应用的一种方法，先在病人体表的施治穴位上用针刺入，病人"得气"后，随之在此穴位带针拔上火罐，把针扣在火罐中，直到皮肤红润、充血或瘀血将罐起下，最后起针。

【目标】

遵照医嘱进行治疗，缓解风湿痹痛症。

【评估】

1. 核对医嘱,了解患者既往史、当前临床表现、发病部位及相关因素。

2. 患者体质及拔罐局部皮肤情况。

3. 患者年心理状态和对疼痛的耐受程度。

【禁忌证】

中、重度心脏病,血友病,出血倾向疾病,极速衰弱者,身体过瘦,小儿及老人,孕妇禁用此法。

【操作要点】

一、环境要求:环境宽敞明亮,治疗台清洁干燥。

二、素质要求:仪表端庄,衣帽整齐,修剪指甲。

三、物品准备:治疗盘,针盒(内备适宜的毫针),皮肤消毒液,棉签,棉球,镊子,弯盘,95%乙醇棉球,血管钳,火罐,火柴,小口瓶,纱块,一次性中单。必要时备毛毯,屏风等。

四、操作程序:

1. 转抄医嘱,双人核对医嘱,评估患者。

2. 洗手,戴口罩。备齐用物,携至床旁,做好解释,取得合作。再次核对医嘱。

3. 协助患者松开衣着。按治疗部位,要求患者取正确位置。

4. 按照针刺要求与进针原则,施治穴位上用针刺入,使病人"得气"。迅速将罐拔在以针为中心的部位上,留置5~10分钟。

5. 观察火罐吸附情况及皮肤情况。待皮肤红润,充血或瘀血时,起罐,然后出针。

6. 起罐时,一手持罐,一手拇指轻按罐口皮肤,使空气进入罐内后,将罐取下。然后快速将针拔出,干棉球按压片刻。

7. 操作完毕。清洁皮肤。再次核对医嘱。协助患者穿好衣裤，安置舒适体位，整理床单位，评估患者治疗效果，询问患者需求。

8. 清理用物，用物分类消毒处理。

9. 洗手，记录并签名。

【指导患者】

治疗过程中出可能现水疱、烫伤或皮肤充血瘀血。

【注意事项】

1. 一般使用于面积较大及肉厚部位，容易使用较大罐口的火罐进行拔罐治疗的部位，不能使用于面部等肉薄及影响形象的部位。

2. 要求患者处于正确位置，如俯卧位、正坐位、平卧位等，治疗期间不能活动。

3. 操作时要注意针刺的深度。

【操作沟通】

一、评估时的沟通：

双人核对，转抄治疗卡，再次双人核对，携治疗卡到床前。

护士："您好！我是你的责任护士李×，能告诉我您的名字吗？"

患者："我叫胡×。"

护士："我能核对一下您的手腕带吗？"

患者："可以。"

核对手腕带（床号、姓名、住院号、诊断），核对床头卡。

护士："2床胡×，您是双腿疼痛半月入院的吗？"

患者："是的。"

护士："根据您的病情，遵医嘱我将为您进行一次针罐治疗，是先在您的双腿肚子的穴位上用针刺入，有酸麻胀后，带针拔上火罐，把针扣在火罐中，直到皮肤红润、充血或瘀血将罐起下,最后起针,以起到温通经络、消肿止痛的作用,帮助改善您的症状。"

患者:"会不会很痛?"

护士:"有一点点,请不用紧张。"

护士:"请问您平时的身体怎么样? 以前患过高血压、糖尿病及出血性疾病吗?"

患者:"没有。"

护士:"好的,您今天拔罐的部位在双侧小腿部位,能看一下您双腿部的皮肤吗?"

患者:"可以。"

护士:"您双腿部的皮肤完好,适合做这项治疗,这项治疗约需20分钟,需要我协助您去一下卫生间吗?"

患者:"谢谢! 不用了。"

护士:"我去准备用物,等会见。"

调节室温,酌情关闭门窗。

二、操作时的沟通:

洗手,戴口罩,准备用物,携用物至病人床旁。

护士:"您好,能再告诉我一遍您的名字吗?"

患者:"可以,我叫胡×。"

再次核对医嘱。核对手腕带(床号、姓名、住院号、诊断),核对床头卡。核对治疗部位和方法。

护士:"2床胡×,您今天治疗的部位在双腿部,需要平趴在床上,可以开始了吗?"

患者:"好的,我这样趴着可以吗?"

护士:"可以,在治疗的过程中为了防止弄脏您的衣物,我在您的双腿下面垫条一次性中单,我协助您抬一下双腿好吗?"

患者:"好的。"

护士:"我现在把您的裤腿慢慢卷起,暴露拔罐穴位,用浴巾给您保暖,感觉冷吗?"

患者:"还行,不冷。"

护士:"2床胡×,您是这个地方痛吗?"

患者:"是的。"

再次核对穴位,按照针刺要求与进针原则,施治穴位上用针刺入,使病人"得气"。

护士:"我先在您的穴位上扎上毫针,然后再拔罐。请你放松,如果有什么不舒服请您随时告诉我,好吗?"

患者:"好的,感觉有点疼,有点酸胀。"

护士:"这是正常针感,尽量放松,这样会好点。能承受吧?我现在给您拔罐。"

患者:"可以承受。"

迅速将罐拔在以针为中心的部位上,留置5~10分钟。

护士:"您感觉罐口吸附得紧不紧,痛吗?"

患者:"还好。"

观察火罐吸附情况及皮肤情况。待皮肤红润、充血或瘀血时,起罐,然后出针。

护士:"胡×,时间到了,您局部的皮肤已成紫红色,可以起罐了。"

患者:"好的。"

一手夹持罐体,另一只手拇指按压罐口皮肤,使空气进入罐内,顺利起罐,迅速拔针,用棉签按压几分钟。用纱块清洁皮肤,检查皮肤情况。再次核对医嘱。

三、操作后的沟通:

护士:"治疗做完了,治疗部位的皮肤已经擦干净了,没有水疱,感觉怎么样?"

患者:"挺好的,谢谢您!"

护士:"我帮您把裤腿放下来,协助您平躺好吗?"

患者:"不用,我自己来吧。"

护士:"您要多休息,不要劳累,注意腿部保暖,也不要去抓挠或
　　打湿治疗部位,以免引起感染。您还有需要吗?"

患者:"没有。"

护士:"那您休息一会,有需要请随时叫我。谢谢您的配合,祝您
　　早日康复。"

整理床单位,必要时撤掉屏风。

清理用物,归还原处。

洗手,取口罩。

做好记录。

第七节　血罐法

　　血罐法,又叫刺血拔罐法,是在应拔部位皮肤消毒后,用三棱针
点刺出血或用梅花针叩打,再将火罐吸拔于点刺的部位,使之出血,
以加强刺血治疗作用。刺血又称"刺络",通过机体特定部位刺血祛
除邪气而达到调和气血、平衡阴阳和恢复正气为目的的一种有效治
疗疼痛的方法,也适用于"病在血络"的各类疾病。

【目标】

　　遵照医嘱进行治疗,解除或缓解以痛为主的病症,如头痛,麦粒
肿,红眼病,颈椎病,肩周炎,中风偏瘫,风湿关节炎,心脏病,高血压,
肝炎,肝硬化,扁桃腺炎,阑尾炎等。

【评估】

　　1.核对医嘱,患者既往史、当前临床表现、发病部位及相关因素。

2. 了解患者体质及拔罐局部皮肤情况。

3. 患者年龄、文化程度、目前心理状态和对疾病的认识。

4. 患者对疼痛的耐受程度。

【禁忌证】

1. 临近重要内脏部位,切忌深刺。

2. 动脉血管和较大的静脉血管,禁用刺血。

3. 虚证,尤其是血虚或阴液亏损患者,禁用刺血。

4. 孕妇、习惯性流产者、经期及白血病患者禁刺。

5. 病人暂时性劳累、饥饱、情绪失常、气血不足等情况时,应避免刺血。

6. 性病、皮肤病、皮肤溃烂者禁刺。

【操作要点】

一、环境要求:环境宽敞明亮,治疗台清洁干燥。

二、素质要求:仪表端庄,衣帽整齐,修剪指甲。

三、物品准备:治疗盘,三棱针或皮肤针,皮肤消毒液,棉签,镊子,弯盘,95%乙醇棉球,血管钳,火罐,火柴,小口瓶,无菌纱块一次性中单。必要时备毛毯,屏风等。

四、操作程序:

1. 转抄医嘱,双人核对医嘱,评估患者。

2. 洗手,戴口罩。备齐用物,携至床旁,做好解释,取得合作。再次核对医嘱。

3. 协助患者取合理体位,遵医嘱,选择部位,暴露拔罐部位,注意保暖。

4. 在拔部位常规消毒,待干。

5. 用三棱针点刺出血或用皮肤针叩打后使皮肤出血。

6. 用镊子夹1~3个95%的乙醇棉球,点燃后在罐内绕1~3圈再抽出,并迅速将罐子扣在点刺的部位上,一般刺血后拔罐留置10～15分钟。

7.观察火罐吸附情况和皮肤颜色。

8.起罐时一手扶住罐体,另一手以拇指或食指按压罐口皮肤,待空气进入罐内即可起去。

9.操作完毕。消毒局部皮肤。再次核对医嘱。协助患者穿好衣裤,安置舒适体位,整理床单位,评估患者治疗效果,询问患者需求。

10.清理用物,用物分类消毒处理。

11.洗手,记录并签名。

【指导患者】

治疗过程中局部皮肤出现瘀血、瘀斑。

【注意事项】

1.临床刺血,在常规消毒后进行,手法宜轻、浅、快、准,深度以0.1～0.2寸为宜。一般出血量以数滴至数毫升为宜,但也有多至30～60毫升者。

2.刺血方法主要有络刺、赞刺及豹文刺法。慢性病则是隔天刺一次,见效后,一周再刺一次。刺血一般不要在晚上,应在上午、中午为好。

3.刺血拔罐后血液颜色的观察:刺后拔罐10～15分钟凡出的血很淡为炎症,初病。凡风湿病、肝病,血中夹水,血出如墨,则为久病,瘀血阻络。凡白天刺血痛减,到晚上又加重者为瘀血,需再刺一次,直至减轻。

4.在操作过程中,密切观察病人反应,若出现特殊意外立即停止操作,报告医生。

5.刺血不能当天洗澡,避免导致皮肤破损、发炎。

6.一般刺血后再拔罐。如充盈的血管,刺血后任其流出,自然停止为止。经5~10次刺血无感觉的不宜再刺血。

7."晕血"的处理：

（1）即刻用手掌将病人的大椎穴擦热。

（2）用拇指掐人中,合谷同按掐。

（3）按内关、涌泉、太冲,有条件者必须叫病人马上饮一杯温糖开水或葡萄糖水。

（4）立即给病人采取头低脚高位。

【操作沟通】

一、评估时的沟通：

双人核对,转抄治疗卡,再次双人核对,携治疗卡到床前。

护士:"您好! 我是你的责任护士罗×,能告诉我您的名字吗?"

患者:"我叫万×。"

护士:"我能核对一下您的手腕带吗?"

患者:"可以。"

核对手腕带(床号、姓名、住院号、诊断),核对床头卡。

护士:"11床万×,您是哪里不舒服?"

患者:"感觉肩部疼痛,胳膊有点抬不起来。"

护士:"根据您的病情,遵医嘱我将为您进行一次刺血拔罐治疗,是在应拔部位皮肤消毒后,用三棱针点刺出血或用梅花针叩打,再将火罐吸拔于点刺的部位,使之出血,从而达到调和气血、平衡阴阳和恢复正气来改善您的症状。"

患者:"会不会很痛?"

护士:"有一点点,请不用紧张。请问您吃饭了吗?"

患者:"吃过了。"

护士:"您以前患过高血压、心脏病或其他慢性疾病吗?"

患者:"没有,平时身体挺好的。"

护士:"您今天治疗的部位在背部,能看一下您背部的皮肤吗?"

患者:"可以。"

护士:"您背部的皮肤完好,适合这项治疗,这项治疗约需20分钟,我去准备用物,需要我协助您去趟卫生间吗?"

患者:"好的。"

护士:"那我们等会见。"

调节室温,酌情关闭门窗。

二、操作时的沟通:

洗手,戴口罩,准备用物,携用物至病人床旁。

护士:"您好,能再告诉我一遍您的名字吗?"

患者:"可以,我叫万×。"

再次核对医嘱。核对手腕带(床号、姓名、住院号、诊断),核对床头卡。核对治疗部位和方法。

护士:"万大爷,您今天行拔火罐治疗的部位在背部,您需要平卧在床上,可以吗?"

患者:"可以,这样行吗?"

护上:"很好,在治疗的过程中为了防止弄脏您的衣物,我在您的肩背下垫条一次性中单,我协助您抬一下身体好吗?"

患者:"好的。"

护士:"这项操作需要暴露拔罐部位,我现在帮您把上衣解开,用毛毯给您保暖。万大爷,您是这个地方痛吗?"

患者:"是的。"

再次核对医嘱。再次核对穴位,注意保暖。在治疗部位常规消毒,待干。

护士:"我现在给您点刺放血,我先用三棱针在您肩部疼痛的地方叩刺,可能有点疼,请您放松,如果有什么不舒服请您告诉我一声,好吗?"

患者:"好的。"

　　用三棱针点刺出血或用皮肤针叩打后使皮肤出血。

　　检查罐口有无缺损裂隙。用镊子夹1~3个95%的乙醇棉球,点燃后在罐内绕1~3圈再抽出,并迅速将罐子扣在应拔的部位上,一般刺血后拔罐留置10~15分钟,观察皮肤颜色及罐吸附情况。

　　护士:"为了效果更好,我在叩刺部位给您拔罐,让血液更畅通。您感觉罐口吸附得紧不紧,痛吗?"

　　患者:"还好。"

　　护士:"留罐需要10分钟,如果有什么不舒服,请您及时告诉我?"

　　患者:"好的。"

　　护士:"万大爷,时间到了,您局部的皮肤已成紫红色,可以起罐了。"

　　患者:"好的。"

　　一手夹持罐体,另一只手拇指按压罐口皮肤,使空气进入罐内,顺利起罐,用纱块清洁皮肤,检查皮肤情况。再次核对医嘱。

三、操作后的沟通:

　　护士:"治疗部位皮肤紫红色,没有水疱,治疗做完了,肩部疼痛好些没? 您可以轻轻抬一下您的胳膊试试怎么样?"

　　患者:"好多了,胳膊也可以抬起来一点了,谢谢您!"

　　护士:"我协助帮您把衣服穿好,这样平躺好吗?"

　　患者:"可以。"

　　护士:"您要多休息,不要劳累,今天不要洗澡,以免引起感染,请问您还有别的需要吗?"

　　患者:"没有。"

　　护士:"那您休息一会,有事叫我。谢谢您的配合,祝您早日康复。"

　　整理床单位,必要时撤掉屏风。

　　清理用物,归还原处。

　　洗手,取口罩。

　　做好记录。

【刺血手法】

认定穴位后,腕劲快速点刺,一秒钟要求刺6～9次。对充盈的脉络要求一针见血,一般都会喷涌而出。刺血后拔罐10～15分钟。

一、刺血方法及适应证:

1. 点刺法:针具可选用三棱针或粗毫针。常有三种点刺形式。

(1)直接点刺法。先在针刺部位揉捏推按,使局部充血,然后右手持针,以拇、食二指捏住针柄,中指端紧靠针身下端,留出针尖0.1～0.2寸,对准已消毒过的部位迅速刺入。刺入后立即出针,轻轻挤压针孔周围,使出血数滴,然后以消毒棉球按压针孔即可。此法适于末梢部位。如十二井穴、十宣穴及耳尖穴等刺血。

(2)挟持点刺法。此法是将左手拇、食指捏起被针穴处的皮肤和肌肉,右手持针刺入0.5～0.1寸深。退针后捏挤局部,使之出血。常用于攒竹、上星、印堂等穴位的刺血。

(3)结扎点刺法。此法先以橡皮带一根结扎被针部位上端,局部消毒后,左手拇指压在被针部位下端,右手持针对准被刺部位的脉管刺。立即退针,使其流出少量血液。待出血停止后,再将带子松开,用消毒棉球按压针孔。

2. 散刺法:又称"丛刺"、"围刺"。方法是用三棱针在病灶周围上下左右多点刺之,使其出血。此法较之点刺法面积大且刺针多,多适用于皮肤病和软组织损伤类疾病的治疗,如顽癣、丹毒、局部瘀血等。

3. 叩刺法:是在散刺基础上的进一步发展,所用针具为皮肤针(梅花针、七星针或皮肤滚刺筒均可)。操作时,以右手握住针柄后端,食指伸直压在针柄中段,利用手腕力量均匀而有节奏地弹刺,叩打一定部位。刺血所要求的刺激强度宜大,以用力叩击至皮肤上出血如珠为度。此法对某些神经性疼痛、皮肤病均有较好的疗效。

4. 挑刺法:操作时以左手按压施术部位两侧,使皮肤固定,右手持三棱针或粗圆针,将腧穴或反应点挑破出血;或深入皮内,将部分纤维组织挑出或挑断,并挤压出血,然后局部盖上消毒敷料并固定。常用于治疗目赤肿痛、丹毒、乳痈、痔疮等疾病。

5. 割点注:以小眉刀或手术刀切割穴位皮肤、黏膜或小静脉,放出适量血液,然后盖以消毒敷料即可。割点切口一般长0.5厘米左右,小静脉则以割破1/3为度。

6. 火针法:又名火针刺,是用特制的粗针烧红后,刺入一定部位治疗疾病的方法。适用于寒痹、疔毒等病。

二、常见病刺血的穴位及操作方法:

1. 坐骨神经痛:如属胆经痛者,(大小腿外侧痛)应认真检查阳棱泉、丰隆穴带,有无充盈的血脉,如有往往血出病愈。

2. 凡红眼病初起,麦粒肿末化脓者,刺血太阳穴,挤7～9滴血,双脚中趾尖挤3～5滴血刺血第二天可愈。

3. 风湿病的腿部症状明显者,T3、4、5椎旁开3寸点刺出血,数年重症,1～2次即有效。

4. 胃、十二指肠溃疡疼痛者,取脚内庭至解溪上的青筋点刺,外踝间附近点刺出血。胃溃疡可在条口穴上0.5寸及条口穴下2.5寸范围内找血脉。

5. 颈椎病:压痛点,天宗,肩贞,尺泽穴。

6. 肩周炎:肾关穴,(阳陵泉下1.5寸)尺泽穴,1次有效。

7. 头痛:太阳,大椎,刺血加罐,率谷挑刺出血,刺后立止痛,3～5次愈。

8. 脊背不应有血管突出,如有则为病灶,久病的人背部必有黑痣。

9. 久治不愈的疾病,当用什么方法都无效时,就应在双踝关节、肘关节、腕关节、漆关节找那些充盈的血管刺血,可能有效。

第八节　拔药(水)罐法

拔药(水)罐法是拔罐法与中药疗法相结合的一种治疗方法,是在拔罐的操作时加入适量相应的药物,形成相应的药罐,利用高热排除罐内空气,造成负压,使罐吸附于施术部位,这样既可起到拔罐时的温热刺激和机械刺激作用,又可发挥中药的药理作用,从而提高拔罐的治疗效果。

【目标】

遵照医嘱进行治疗各种寒证、痛证、慢性虚寒性疾病等。

【评估】

1.核对医嘱,了解患者体质及拔罐局部皮肤情况。

2.患者既往史、当前临床表现、发病部位及相关因素。

3.患者年龄、文化程度、目前心理状态和对疾病的认识。

【禁忌证】

皮肤有过敏、溃疡、水肿及大血管处;昏迷危重、高热抽搐的病人及孕妇腹部、腰骶部均不宜拔罐。

【操作要点】

一、环境要求:环境宽敞明亮,治疗台清洁干燥。

二、素质要求:仪表端庄,衣帽整齐,修剪指甲。

三、物品准备:遵医嘱备药,治疗盘,竹罐或木陶罐,止血钳,火柴,小口瓶,一次性中单,弯盘。必要时备浴巾和屏风。

四、操作程序:

1. 转抄医嘱,双人核对医嘱,评估患者。

2. 洗手,戴口罩。备齐用物,携至床旁,做好解释,取得合作。再次核对医嘱。

3. 协助患者取合理体位,暴露拔罐部位,注意保暖。

4. 根据病情及部位不同,选用拔药(水)罐的方法。

(1)药物闪火法:即是以乙醇浸泡一些药物(如红花、全蝎等)制成药物乙醇棉球后以镊子夹住点燃的棉球,在罐内绕1~3圈后,将火退出,迅速将罐扣在应拔的部位上,即可吸附在皮肤上。

(2)药物投火法:是用易燃的药物(如橘皮、苏合香木等)点燃后投入罐内,迅速将罐扣在事先选好的部位上,即可吸附在皮肤之上。

(3)药物滴酒法:是用无水乙醇或白酒浸泡某些药物(如木香、九香虫、木瓜、千年健等)数周后取该液1~3滴滴入罐内,沿罐内壁摇匀,用火点燃后,迅速将罐扣在应拔的部位上,即可吸附于皮肤之上。

(4)药物贴附法:是用大小适宜的某些药物(如射干、罗布麻等)浸泡乙醇后,贴在罐内壁的1/3处,用火点燃后,迅速扣在应拔的部位上,即可吸附于皮肤上。

(5)药物架火法:是先以某些药物(如生姜、龟板等)置于应拔部位,再以不易燃烧的物体置于其上,将95%乙醇或乙醇棉球置于其中,用火点燃后,将罐迅速扣下,即可吸附于皮肤之上。

(6)药物水煮法:是用特大号的陶瓷锅或一种特制的电煮药锅,先将某些药物配伍组成成方(如川芎、白芷、血竭、小茴香、土木鳖、乳香、没药、乌头、独活、羌活、防风、泽兰、红花等)用纱布包好,放入锅中,加入适量的水煎煮,煎出药性后,将竹罐或木罐放入煎好的中药中,煮10分钟左右(一般可根据药性决定煮沸时间),再将完好的竹罐放在锅内煮沸1~3分钟,然后用镊子或筷子将罐口朝下夹出来,迅速用干净的干毛巾捂住罐口,以便吸去药液,降低罐口温度,保持罐内的热气,趁热迅速将罐扣在所选部位,手持竹罐稍加按压约半分钟,使之吸牢即可。

(7)药物蒸气法:先将水壶置于旺火上,将壶内的水和药物的混合液煮沸(如硫磺、雄黄等),使水蒸气从壶嘴喷出,以竹罐口对准喷气口1～10秒钟,随即取出,迅速扣在需拔部位上,即可吸附于皮肤之上。

5.留罐10～15分钟。拔罐过程中要随时观察罐吸附情况和皮肤颜色。

6.起罐时一手扶住罐体,另一手以拇指或食指按压罐口皮肤,待空气进入罐内即可起去。

7.操作完毕。再次核对医嘱。协助患者穿好衣裤,安置舒适体位,整理床单位,评估患者治疗效果,询问患者需求。

8.清理用物,用物分类消毒处理。

9.洗手,记录并签名。

【指导患者】

治疗过程中出现水疱、烫伤及药物过敏。

【注意事项】

1.拔药(水)罐时应采取合理体位,尽量选择四肢、躯干肌肉较丰厚的部位。亦可以选择肌肉较薄及关节部位。

2.选穴原则:

(1)治疗骨骼肌肉系统疾病和神经系统疾病时,通常直接拔罐于病变部位及周围相关穴位。面部:翳风、颊车、阳白、下关、地仓。腰部:肾俞、腰阳关、腰夹脊、大肠俞、气海俞。肩部:肩髃、肩内陵、肩贞、臂臑等。

(2)呼吸系统主要选择肺经穴位和背腧穴,如中府、云门、肺腧、风门、膻中、肾俞等。

(3)消化系统病主要选择在胃脘部、腹部的穴位病配合胃经的其他穴位。

（4）泌尿系统疾病如产后尿潴留选用肾俞、膀胱俞、中极、关元俞等。

（5）妇科疾病如痛经选用血海、三阴交、中极、足三里、关元等。

（6）皮肤病一般在皮损部位施罐。

（7）精神类疾病如失眠选用膀胱经腧穴、神阙。

3. 根据所拔部位的面积大小选择大小适应的罐。操作时必须迅速，才能使罐拔紧，吸附有力。

4. 操作前检查罐口是否光滑、有无裂缝。根据不同部位，选用大小适宜的火罐。

5. 用罐时应注意掌握罐的温度，以免灼伤或烫伤皮肤。

6. 使用过的火罐，均应消毒后备用。

【操作沟通】

一、评估时的沟通：

双人核对，转抄治疗卡，再次双人核对，携治疗卡到床前。

护士："您好！我是你的责任护士张×，能告诉我您的名字吗？"

患者："我叫胡×。"

护士："我能核对一下您的手腕带吗？"

患者："可以。"

核对手腕带（床号、姓名、住院号、诊断），核对床头卡。

护士："1床胡×，您是哪里不舒服？"

患者："我痛经，每次来月经都疼得冒冷汗。"

护士："根据您的病情，遵医嘱我将为您进行拔药罐治疗，它是将治疗痛经的中药制成药物乙醇棉球，通过药物闪火法将药罐吸附到您的穴位上，这样既可起到拔罐时的温热刺激和机械刺激作用，又可发挥中药的药理作用，从而提高拔罐的治疗效果。"

护士："请问您以前做过这样的操作吗？"

患者:"没有,会不会很痛?"

护士:"不疼,请不用紧张。"

护士:"请问您对什么中草药过敏吗?"

患者:"没有。"

护士:"请问您既往患过其他疾病吗?"

患者:"没有,就是痛经。"

护士:"遵医嘱今天给您治疗的部位在双腿足三里穴,能看一下您双腿的皮肤吗?"

患者:"可以。"

护士:"您双腿部的皮肤完好,适合拔罐,这项治疗约需20分钟,我去准备用物,您需要去一下卫生间吗?"

患者:"不用。"

护士:"那我去准备用物,我们待会见。"

调节室温,酌情关闭门窗。

二、操作时的沟通:

洗手,戴口罩,准备用物,携用物至病人床旁。

护士:"您好,能再告诉我一遍您的名字吗?"

患者:"可以,我叫胡×。"

再次核对医嘱。核对手腕带(床号、姓名、住院号),床头卡。核对治疗部位及方法。协助患者取合理体位,暴露治疗部位,注意保暖。

护士:"1床胡×,您今天治疗的部位在双腿,您坐着还是躺着呢?"

患者:"躺着吧。"

护士:"那我协助躺下,可以吗?"

患者:"好的,谢谢!"

护士:"很好,在治疗的过程中为了防止弄脏您的衣物,我在您的双腿下垫一条一次性中单,我协助您抬一下双腿好吗?"

患者:"好的。"

护士："就这样,我现在帮您把双侧裤腿卷起,暴露拔药罐穴位,感觉冷吗?"

患者："还行,不冷。"

选穴定穴,根据病情及部位不同,选用拔药(水)罐的方法。

护士："1床胡×,我现在按的部位就是药罐要吸附的地方,有什么感觉?"

患者："胀痛。"

护士："好的,这是穴位得气的感觉,我现在开始操作,今天给您采取的是药物闪火法,就是以乙醇浸泡一些治疗您痛经的药物制成药物乙醇棉球后以镊子夹住点燃的药物棉球,在罐内绕1~3圈后,将火退出,迅速将罐扣在治疗的部位上,即可吸附在皮肤上,请您放松。"

患者："嗯。"

再次核对穴位,检查罐口有无缺损裂隙。一手拿火罐,另一只手持止血钳夹取以乙醇浸泡的药物乙醇棉球点燃,在罐内绕1~3圈后,将火退出,迅速将罐扣在应拔的部位上,即可吸附在皮肤上。留罐10~15分钟,注意检查罐口吸附情况。

护士："您感觉罐口吸附得紧不紧,痛吗?需要留罐10分钟,如果有什么不舒服,请您及时告诉我。"

患者："好的。"

护士："胡×,时间到了,您局部的皮肤已成紫红色,可以起罐了。"

患者："好的。"

一手夹持罐体,另一只手拇指按压罐口皮肤,使空气进入罐内,顺利起罐,用纱块清洁皮肤,检查皮肤情况。再次核对医嘱。

三、操作后的沟通:

护士："您穴位部位皮肤现在微微发红,没有水疱,治疗做完了,您感觉怎么样?"

患者："挺好的,谢谢您!"

护士:"我帮您把衣服放下来,协助您躺好,可以吗?"

患者:"好的。"

护士:"那您休息,经期不要劳累受凉,注意个人卫生。请问还有
　　　什么需要吗?"

患者:"没有。"

护士:"那您休息一会,有事叫我。谢谢您的配合,祝您早日康复。"

整理床单位,必要时撤掉屏风。

清理用物,归还原处。

洗手,取口罩。

做好记录。

第九节　平衡罐法

平衡罐,是在传统的罐法上,增加了闪、摇、振提、滑等多种手法,对患者实施熨刮、牵拉、挤压、弹拨等物理刺激,以激发经气、温通经络、行气导滞、祛寒除湿、调节阴阳,达到修复机体的平衡功能的作用。

【目标】

1.遵照医嘱进行治疗,缓解风寒湿痹而致的腰背疼痛,虚寒性咳喘等症状。

2.用于疮疡及毒蛇咬伤的急救排毒等。

【评估】

1.核对医嘱,了解患者体质及拔罐局部皮肤情况。

2.患者既往史、当前临床表现、发病部位及相关因素。

3.患者年龄、文化程度、目前心理状态和对疾病的认识。

【禁忌证】

高热抽搐及凝血机制障碍患者；皮肤溃疡、水肿及大血管处；孕妇腹部、腰骶部均不宜拔罐。

【操作要点】

一、环境要求：环境宽敞明亮，治疗台清洁干燥。

二、素质要求：仪表端庄，衣帽整齐，修剪指甲。

三、物品准备：治疗车，治疗盘，玻璃罐（6~10个），95%乙醇棉球，止血钳一把，打火机，弯盘一只（内放无菌纱布数块），润滑油，棉签，凡士林、小口瓶（或灭火用具），一次性中单，治疗单，钟（或手表），笔，弯盘。必要时备浴巾和屏风。

四、操作程序：

1.转抄医嘱，双人核对医嘱，评估患者。

2.洗手，戴口罩。备齐用物，携至床旁，做好解释，取得合作。再次核对医嘱。

3.协助患者松开衣着。取合理体位，暴露拔罐部位，注意防寒保暖。

4.用纱布清洁拔罐部位皮肤（从上至下顺序擦），用直止血钳夹95%乙醇棉球点燃伸入罐内中段（或内绕一周）后迅速抽出，将罐即叩在所选部位上（从上至下，由远至近）→闪罐→走罐→坐罐→检查吸附情况。

5.盖浴巾，检查吸附情况（每隔5分钟一次），观察效果（局部皮肤呈红紫现象为有效），询问患者有无不适，留罐10分钟。

6.起罐。一手扶住罐体，另一手拇指按压罐口皮肤，使空气进入罐内而自落，取下火罐。

7.操作完毕。用清洁纱布清洁拔罐部位皮肤。再次核对医嘱。

协助患者穿好衣裤,安置舒适体位,整理床单位,评估患者治疗效果,询问患者需求。

8.清理用物,用物分类消毒处理。

9.洗手,记录并签名。

【指导患者】

治疗过程中出可能现水疱、烫伤及皮肤瘀斑等。

【注意事项】

1.操作前一定要检查罐口周围是否光滑,有无裂痕。

2.拔罐时应取合理体位,选择肌肉较丰厚的部位,骨骼凹凸不平和毛发较多处不宜拔罐。

3.防止烫伤。拔罐时动作要稳、准、快,起罐时切勿强拉。

4.使用过的火罐,均应消毒后使用,

5.嘱病人拔罐后注意避风寒,忌食生冷之品,4~6小时内不洗澡,以免伤风。

【操作沟通】

一、评估时的沟通:

双人核对,转抄治疗卡,再次双人核对,携治疗卡到床前。

护士:"您好! 我是你的责任护士张×,能告诉我您的名字吗?"

患者:"我叫张×。"

护士:"我能核对一下您的手腕带吗?"

患者:"可以。"

核对手腕带(床号、姓名、住院号、诊断),核对床头卡。

护士:"4床张×,您最近哪不舒服?"

患者:"哦! 最近老咳嗽,还流鼻涕,气促,嗓子也发痒。"

护士:"根据您的病情,遵医嘱我将为您进行一次平衡罐治疗,它是在拔罐过程中,应用闪、摇、振提、滑等多种手法,实施疼痛部位的刺激,以激发经气、温通经络、行气导滞、祛寒除湿、调节阴阳,达到改善您的症状的作用。"

患者:"会不会很痛?"

护士:"在做手法的时候会有点儿痛,请不用紧张。"

护士:"您以前有没有高血压、心脏病或者凝血机制障碍方面的疾病?"

患者:"没有。"

护士:"您今天拔罐的部位在背部,能看一下您背部的皮肤吗?"

患者:"可以。"

护士:"您背部的皮肤完好,适合做这项治疗,这项治疗约需20分钟,我去准备用物,您需要去下卫生间吗?"

患者:"好的。"

护士:"那我们等会见。"

调节室温,酌情关闭门窗。

二、操作时的沟通:

洗手,戴口罩,准备用物,携用物至病人床旁。

护士:"您好,能再告诉我一遍您的名字吗?"

患者:"可以,我叫张×。"

再次核对医嘱。核对手腕带(床号、姓名、住院号、诊断),核对床头卡。核对治疗部位和方法。协助患者松开衣着。取合理体位,暴露拔罐部位,注意防寒保暖。

护士:"4床张×,您今天行平衡罐治疗的部位在背部,您能平趴在床上吗?"

患者:"可以,这样行吗?"

护士:"很好,在治疗的过程中为了防止弄脏您的衣物,我在您的肩下垫一条一次性中单,我协助您抬一下身体好吗?"

患者:"好的。"

护士:"我现在把您的上衣解开,暴露拔罐穴位,用浴巾给您保暖,感觉冷吗?"

患者:"还行,不冷。"

护士:"张师傅,今天治疗的部位在背部双肺腧穴,我现在定穴,我按压的地方您感觉怎样?"

患者:"酸痛。"

护士:"好,就是在这里。我现在为您闪罐,吸附后给您走罐,请您放松好吗?"

患者:"好。"

再次核对,用纱布清洁拔罐部位皮肤(从上至下顺序擦),用直止血钳夹95%乙醇棉球点燃伸入罐内中段(或内绕一周)后迅速抽出,将罐即叩在所选部位上(从上至下,由远至近)→闪罐→走罐→坐罐→检查吸附情况。

护士:"张师傅,没有什么不舒服吧? 现在我为您坐罐,需要10分钟。我为您加盖条浴巾,您感觉罐口吸附得紧不紧,痛吗?"

患者:"还好。"

护士:"张师傅,时间到了,您局部的皮肤已成紫红色,可以起罐了。"

患者:"好的。"

起罐,一手扶住罐体,另一手拇指按压罐口皮肤,使空气进入罐内而自落,取下火罐。用纱块清洁皮肤,检查皮肤情况。再次核对医嘱。

三、操作后的沟通:

护士:"治疗部位皮肤挺好的,没有水疱,治疗做完了,感觉怎样?"

患者:"挺好,真是谢谢您!"

护士:"我帮您把衣服穿好,协助您平躺好吗?"

患者:"不用,我自己来。"

护士:"您要多休息,不要劳累,拔罐后注意避风寒,忌食生冷之品,4~6小时内不洗澡,以免伤风。还有需要吗?"

患者:"没有。"

护士:"那您休息一会,有事叫我。谢谢您的配合,祝您早日康复。"

整理床单位,必要时撤掉屏风。

清理用物,归还原处。

洗手,取口罩。

做好记录。

第十节　抽气罐法

抽气罐法是用直接抽出罐内空气的方式形成罐内负压的一种拔罐方法。操作方法容易掌握,使用方便,安全可靠,可以避免烫伤,负压的大小可以随时调节。

常用带锌皮橡皮塞的空瓶,如青霉素药瓶、生理盐水瓶等不同型号的空瓶,去掉瓶底并磨光作为罐具。使用时将其叩在应拔部位,用注射器抽去瓶内空气,产生负压,使小瓶吸在皮肤上。另外有用电动吸引器排气的方法,罐具上连接测压仪器,可以随时观察负压情况。

【目标】

遵照医嘱进行治疗,解除或缓解肩周炎、颈椎病、风湿性关节炎、高血压、脑血栓、感冒、神经性头痛、腰腿病、三叉神经痛、坐骨神经痛、腹泻、哮喘、便秘及急、慢性前列腺炎等病症。

【评估】

1.核对医嘱,了解患者体质及拔罐局部皮肤情况。

2.患者既往史,当前临床表现、发病部位及相关因素。

3.患者年龄、文化程度、目前心理状态和对疾病的认识。

【禁忌证】

白血病、皮肤过敏、溃烂部位、大血管搏动处、二阴部位、孕妇、月经期间、神经错乱者及1岁以下儿童禁用。

【操作要点】

一、环境要求：环境宽敞明亮,治疗台清洁干燥。

二、素质要求：仪表端庄,衣帽整齐,修剪指甲。

三、物品准备：治疗盘,适宜的抽气罐具,连接器,纱布,治疗巾,弯盘。必要时备浴巾和屏风。

四、操作程序：

1.转抄医嘱,双人核对医嘱,评估患者。

2.洗手、戴口罩。备齐用物,携至床旁,做好解释,取得合作。再次核对医嘱。

3.协助患者松开衣着。根据病情选好穴位,取合理体位(可分为坐位、仰卧、侧卧及俯卧位)。

4.根据部位选取适当罐具,将选好的罐具顶部活塞上提一下,以保证通气。

5.将抽气枪口轻轻套住罐具顶部活塞后,垂直快速提拉杆数次,至拔罐内皮肤隆起,病人可耐受为度。

6.在不能直接抽气罐的部位(如脊椎、腰部)可使用连接器。连接器安装方法:先将连接器一端的连接杆大头连接备用前嘴的大孔,再将另一端连接杆小头连接负压枪口,使之成为一体,然后前嘴与气罐有活塞的一头套在一起,再将气罐放在需要治疗的部位。

7.罐具吸附于体表之后,将抽气枪口左右轻轻旋动向后退下,轻按一下罐具活塞以防漏气。

8.治疗结束时提一下活塞即可。

9.操作完毕。再次核对医嘱。协助患者穿好衣裤,安置舒适体位,整理床单位,评估患者治疗效果,询问患者需求。

10.清理用物,用物分类消毒处理。

11.洗手,记录并签名。

【指导患者】

治疗中皮肤可能出现红润、充血或瘀血瘀斑。

【注意事项】

1.拔罐时要根据所拔部位的面积大小而选择大小适宜的罐。

2.拔罐时应注意观察吸附情况,避免压力过大,造成损伤。

【操作沟通】

一、评估时的沟通:

双人核对,转抄治疗卡,再次双人核对,携治疗卡到床前。

护士:"您好! 我是你的责任护士张×,能告诉我您的名字吗?"

患者:"我叫周×。"

护士:"我能核对一下您的手腕带吗?"

患者:"可以。"

核对手腕带(床号、姓名、住院号、诊断),核对床头卡。

护士:"6床周×,您感觉哪里不舒服吗?"

患者:"最近偏头痛,左边头部胀痛。"

护士:"根据您的病情,遵医嘱我将为您进行一次抽气罐治疗,它是将带锌皮橡皮塞的空瓶,叩在您的疼痛部位,用注射器抽去瓶内空气,产生负压,使小瓶吸在皮肤上,它具有温通经络、祛风散寒、消肿止痛的作用,可以改善您的头痛症状。"

患者:"会不会很痛?"

护士:"不疼,请不用紧张。请问您既往患有其他疾病没有?"

患者:"没有。"

护士:"请问您怀孕了没有？在月经期吗？"

患者:"没有。"

护士:"您今天治疗的部位在头部左侧鬓角处,能看一下您头部左侧鬓角处的皮肤吗?"

患者:"可以。"

护士:"您头部左侧鬓角处的皮肤完好,适合这项治疗,这项治疗约需10分钟,我去准备用物,您需要去卫生间吗?"

患者:"不用。"

护士:"那我们等会见。"

调节室温,酌情关闭门窗。

二、操作时的沟通:

洗手,戴口罩,准备用物,携用物至病人床旁。

护士:"您好,能再告诉我一遍您的名字吗?"

患者:"可以,我叫周×。"

再次核对医嘱。核对手腕带(床号、姓名、住院号、诊断),核对床头卡。核对治疗部位和方法。根据病情选好穴位,取合理体位。

护士:"6床周大姐,您今天治疗的部位在头部左侧鬓角处,您是躺着还是坐着?"

患者:"坐着吧。"

护士:"好,在治疗的过程中为了防止弄脏您的衣物,我在您的肩膀上垫一条治疗巾好吗?"

患者:"好的。"

护士:"那我们现在开始,请您放松。您是这个地方痛吗?"

患者:"是的。"

再次核对部位,根据部位选取适当罐具,将选好的罐具顶部活塞上提一下,以保证通气。将抽气枪口轻轻套住罐具顶部活塞后,垂直快速提拉杆数次,至拔罐内皮肤隆起,吸附于体表。罐具吸附于体表之后,将抽气枪口左右轻轻旋动向后退下,轻按一下罐具活塞以防漏气。

护士:"周大姐,您感觉吸附得紧不紧,痛吗?"

患者:"还好。"

护士:"如果您感觉吸附的紧或者不舒服,请您随时告诉我好吗?"

患者:"好的。"

护士:"周大姐,时间到了,您局部的皮肤已微微发红,可以起罐了。"

患者:"好的。"

治疗结束时提一下活塞。再次核对医嘱。

三、操作后的沟通:

护士:"周大姐,您的皮肤没有水疱,治疗做完了,感觉好些没?"

患者:"好多了,真是谢谢您!"

护士:"我协助您平躺休息一会儿好吗?"

患者:"好的。"

护士:"您平时要保持心情愉快,多休息,生活要有规律,尽量不要熬夜。还有需要吗?"

患者:"没有。"

护士:"那您休息一会,有事叫我。谢谢您的配合,祝您早日康复。"

整理床单位,必要时撤掉屏风。

清理用物,归还原处。

洗手,取口罩。

做好记录。

第四章　穴位按摩法

穴位按摩是祖国医学的重要组成部分,它是以祖国医学理论为指导,以中医理论及以经络腧穴学说为基础,以按摩为主要施治,用来防病治病的一种手段。中医学认为,经络是康复疾病、逆转衰老的快速通道,按穴位按摩,可以明显增强和活化五脏六腑的功能,调节体液循环,促进新陈代谢,调节内分泌,增强免疫力,调整神经系统的功能,最终实现体健延年的目的。其手法渗透力强,可以放松肌肉、解除疲劳、调节人体机能,具有提高人体免疫能力、疏通经络、平衡阴阳、延年益寿之功效。按摩手法,并不一致,本章主要介绍穴位按摩的手法,常见疾病按摩穴位、手法及操作,全身按摩的部位、卧位及手法,详细介绍了全身按摩、阴平阳秘循经按摩程序,穴位、腹部、耳穴按摩、耳穴埋豆及小儿推拿治疗的操作程序和沟通。

第一节　常用穴位按摩的方法、适应证及作用

【推法】

一、操作方法:用指、掌或肘部着力于一定部位上,进行单方向的直线摩擦。用指称指推法;用掌称掌推法。操作时指、臂、肘要紧贴

体表,用力竖稳,速度缓慢而均匀,以能使肌肤深层透热而不擦伤皮肤为度。

二、**适应证**:此法可在人体各部位使用。

三、**作用**:能提高肌肉的兴奋性,促进血液循环,并有舒筋活络作用。

【一指禅推法】

一、**操作方法**:用拇指指腹或指端着力于推拿部位,腕部放松,沉肩、垂肘、悬腕,以肘部为支点,前臂做主动摆动,带动腕部摆动和拇指关节做屈伸活动。手法频率每分钟120~160次,压力、频率摆动幅度要均匀,动作要灵活,操作时要求达到患者有透热感。

二、**适应证**:常用于头面、胸腹及四肢等处。

三、**作用**:具有舒筋活络、调和营卫、健脾和胃、祛瘀消积的功能。

【揉法】

一、**操作方法**:用手掌大鱼际、掌根或拇指指腹着力,腕关节或掌指做轻柔缓和的摆动。操作时压力要轻柔,动作要协调而有节律,一般速度每分钟120~160次。

二、**适应证**:适用于全身各部位。

三、**作用**:具有宽胸理气、消积导滞、活血化瘀、消肿止痛等作用。

【摩法】

一、**操作方法**:用手掌掌面或手指指腹附着于一定部位或穴位,以腕关节连同前臂作节律性的环旋运动。此法操作时肘关节自然弯曲,腕部放松,指掌自然伸直,动作要缓和而协调。

二、**适应证**:此法刺激轻柔,常用于胸腹、胁肋部位。

三、**作用**:具有理气和中、消食导滞、调节肠胃蠕动等作用。

【擦法（平推法）】

一、操作方法：用手掌大鱼际、掌根或小鱼际附着在一定部位，进行直线来回摩擦。操作时手指自然伸开，整个指掌要贴在患者体表治疗部位，以肩关节为支点，上臂主动带动手掌做前后或上下往返移动。动作要均匀连续，摆动幅度要大，呼吸自然，不可进气。

二、适应证：此法用于胸腹、肩背、腰臀及四肢。

三、作用：具有温经通络、行气活血、消肿止痛、健脾和胃等作用。

【搓法】

一、操作方法：用双手掌面夹住一定部位，相对用力做快速搓揉，同时做上下往返移动。操作时双手用力要对称，搓动要快，移动要慢。手法由轻到重，再由重到轻，由慢到快，再由快到慢。

二、适应证：适用于腰背、胁肋及四肢部位，一般作为推拿结束时手法。

三、作用：具有调和气血、舒筋通络的作用。

【抹法】

一、操作方法：用单手或双手拇指指腹紧贴皮肤，做上下或左右往返移动。操作时用力要轻而不浮，重而不滞。

二、适应证：本法适用于头面及颈项部。

三、作用：具有开窍镇静、醒脑明目等作用。

【振法】

一、操作方法：用手指端或手掌着力于体表，前臂和手部肌肉静止性强力地用力，产生振颤动作，操作时力量要集中在指端或手掌上，振动的频率较高，着力较重。

二、适应证：此法多用单手操作，也可双手同时进行。

三、作用:适用于全身各部位和穴位。具有祛瘀消积、和气理气的作用。

【按法】

一、操作方法:用拇指端、指腹、单掌或双掌(双警重叠)按压体表,并稍留片刻。操作时着力部位要紧贴体表,不可移动,用力要由轻而重,不可用暴力猛然按压。

二、适应证:指按法适用于全身各部穴位;掌按法适用于腰背及腹部。

三、作用:具有放松肌肉、活血止痛的作用。

【捏法】

一、操作方法:用拇指与食、中两指或拇指与其余四指将患处皮肤、肌肉、肌腱捏起,相对用力挤压。操作时要连续向前提捏推行,均匀而有节律。

二、适应证:此法适用于头部、颈项部、肩背及四肢。

三、作用:具有舒筋活络、行气活血的作用。

【拿法】

一、操作方法:捏而提起谓之拿,即用拇指与食、中两指或拇指与其余四指相对用力,在一定部位或穴位上进行节律性地提捏。操作时用力要由轻而重,不可突然用力,动作要和缓而有连贯性。

二、适应证:临床常配合其他手法使用于颈项、肩部及四肢等部位。

三、作用:具有祛风散寒、舒筋通络等作用。

【弹法】

一、操作方法:用一手指指腹紧压住另一手指指甲,受压手指端用力弹出,连续弹击治疗部位。操作时弹击力要均匀。

二、**适应证**：此法可用于全身各部，尤以头面、颈项部最为常用。

三、**作用**：具有舒筋活络、祛风散寒的作用。

【掐法】

一、**操作方法**：用拇指指甲重刺穴位。掐法是强刺激手法之一，操作时要逐渐用力，达深透为止，不要掐破皮肤。掐后轻揉皮肤，以缓解不适。

二、**适应证**：此法多用于急救和止痛，常掐合谷、人中、足三里等穴。

三、**作用**：具有疏通血脉、宣通经络的作用。常见症状穴位按摩。

第二节　常见疾病按摩穴位、手法及操作

【头痛】

一、**取穴**：印堂、头维、太阳、鱼腰、百会、风池、风府、天柱及颈项部两侧膀胱经。

二、**手法**：一指禅推法、揉法、按法、拿法。

三、**操作**：

1.患者坐位。用一指禅推法从印堂开始，向上沿前额发际至头维、太阳，往返数遍，配合按印堂、鱼腰、太阳、百会等穴。再用五指拿法从头顶拿至风池，最后改用三指拿法，沿膀胱经拿至大椎两侧，往返数遍。

2.患者坐位。用一指禅推法沿项部两侧膀胱经上下往返治疗数分钟后，按风池、风府、天柱等穴。再拿两侧风池，沿项部两侧膀脱经

自上而下操作数遍。

【牙痛】

一、**取穴**：合谷、颊车、内庭、下关。

二、**手法**：一指禅推法、掐法、揉法。

三、**操作**：患者坐位。用一指禅推法在颊车、下关穴位治疗数分钟，再用掐法，以揉法在合谷、内庭穴位治疗数分钟。

1. 患者仰卧位。术者坐于患者右侧，先用一指禅推法、摩法在胃脘部治疗，使热量渗透于胃腑，然后按、揉中脘、气海、天枢等穴，同时配合按揉足三里。

2. 患者俯卧位。用一指禅推法，从背部脊柱两旁沿膀胱经顺序而下至三焦俞，往返4~5遍。然后用按、揉法治疗肝俞、脾俞、胃俞、三焦俞。

3. 患者坐位。拿肩井循臂肘而下，在手三里、内关、合谷等穴做较强制激。然后搓肩、臂，再搓抹两肋，由上而下往返数遍。

【腹胀】

一、**取穴**：中脘、天枢、脾俞、胃俞、大肠俞等穴。

二、**手法**：摩、推、按、揉。

三、**操作**：

1. 患者仰卧位。用摩法在腹部沿升结肠、横结肠、降结肠顺序推摩数分钟，并在腹部做环形摩法数分钟。按中脘、天枢及双侧足三里，约数分钟。

2. 患者俯卧位。按两侧脾俞、胃俞、大肠俞，用掌推法沿腰椎两侧轻轻操作2分钟。

【便秘】

一、**取穴**：中脘、天枢、大横、关元、肝俞、脾俞、胃俞、肾俞、大肠俞、长强。

二、手法：一指禅推法、摩法、按法、揉法。

三、操作：

1. 患者仰卧位。用一指禅推法在中脘、天枢、大横穴位处治疗，顺时针方向摩腹数分钟。

2. 患者俯卧位。用一指禅推法沿脊柱两侧从肝俞、脾俞到八髎往返治疗。再用按、揉、摩法在肾俞、大肠俞、八髎、长强等穴治疗，往返数遍。

【失眠】

一、取穴：睛明、印堂、攒竹、鱼腰、太阳、迎香、风池、百会、神门、足三里。

二、手法：按、推、摩、揉法，一指禅推法。

三、操作：

1. 患者仰卧位：

(1)术者坐于患者头部前方，用按法或揉法在睛明穴治疗5～6遍，再以一指禅推法自印堂穴向两侧眉弓至太阳穴往返治疗5～6遍，重点按揉印堂、攒竹、鱼腰、太阳等穴。

(2)推印堂沿鼻两侧向下经迎香沿额骨至两耳前，往返2～3遍。

(3)自印堂穴沿眉弓分别推至两侧太阳穴，再换用其余四指搓推脑后部，沿风池至颈部两侧，重复两遍，然后点按百会、双侧神门、足三里穴。操作时间10分钟左右。

2. 患者仰卧位：顺时针方向摩腹，同时按中脘、气海、关元，时间为6分钟。

【心悸】

一、取穴：神门、内关、心俞。

二、手法：按法、揉法、四指推法。

三、操作：

1. 患者仰卧位，分别按揉神门、内关，每穴3分钟。

2. 患者俯卧位，掌揉法放松背部，自上而下反复3分钟。

3. 按揉心俞3分钟。

第三节 全身按摩的部位、卧位及手法

【颈部】

一、**卧位**：患者取坐位或俯卧位，应自上而下，运拉忌暴力。

二、**手法**：

1. **推法**：双手虎口处或双拇指，沿颈椎两侧及颈椎，自上而下推至肩部，重复3~5遍。

2. **拿法**：单手或双手拿至肩部，重复3~5遍。

3. **揉法**：单手拇指自上而下揉颈椎，拇指和四指揉颈椎两侧肌肉，重复3~5遍。

4. **叩击**：单手切击或双手合击叩至肩部，重复3~5遍。

5. **运拉**：左手托下颌，右手在后托枕部。

【腰背部】

一、**卧位**：俯卧位，重点为腰骶部。

二、**手法**：

1. **推法**：先右后左，自腰骶推向肩部，重复3~5遍。

2. **擦法**：脊椎处用小鱼际，背部两侧用平掌，重复3~5遍。

3.揉法:单手大面积轻揉,两手交叉较大面中等力度,双手重叠掌根加压重点部位,重复3~5遍。

4.按压:腰背部双手并列,上—下,中间—两边,或掌根加压施术。

5.点穴:委中、环跳、大肠俞、肾俞、天宗,各20~40次。

6.磙法:单或双手,背部上—下,尤其腰部两侧。

【胸腹部】

一、卧位:仰卧位,胸部力度不宜过大。

二、手法:

1.推法:天突穴—剑突;分推上腹部,剑突—肋弓—上腹部,重复3~5遍。

2.擦法:胸肋间,左右手分肋法,重复3~5遍。

3.揉法:重点做腹部圆形或螺旋形揉动。

4.摩法:腹部,以脐眼为中心顺时针摩动。

5.点穴:天突、鸠尾、中脘、天枢、气海。

【下肢】

一、卧位:仰卧位。

二、手法:

1.推法:踝部—大腿根部,先前、后内、外侧,不间断自下而上推,每侧面重复3~5遍。

2.擦法:踝、膝、髋部韧带处,至局部发热。

3.揉捏:膝屈曲,小腿后—股四头肌—股后肌群,每部位做5~8遍。

4.点穴:冲门、风市、阴陵泉、足三里、委中、三阴交、悬钟、昆仑(内太溪,外昆仑)。

5.叩击:轻捶、切击自上而下,重复3~5遍。

6.运拉:髋、膝、踝顺序。

【上肢按摩法】

一、卧位：仰卧位或坐位。

二、手法：

1. 推法：手部—肩部，先前、后内、外侧及后面，不间断自下而上推，每侧面重复3~5遍。

2. 擦法：重点腕、肘、肩部韧带处。

3. 揉捏：前臂—肩部，每部位5~8遍。

4. 点穴：合谷、内关、外关、曲池、肩井。

5. 叩击：自下而上轻拍、切击，重复3~5遍。

6. 运拉：肩、肘、腕顺序，幅度大而缓和。

第四节　全身按摩程序

【头部】

1. 开天门：

(1)操作：坐在前头，以两手拇指指腹，置于两眉门的印堂穴，自印堂穴向上直摩到前发际处的神庭穴止，两手拇指轮流进行，反复推摩。

(2)要领：两拇指指腹用力要均匀一致，和缓有力，经局部微红为度，局部有酸胀感，有温热及头目轻爽感觉。

2. 摩双柳：

(1)操作：以两手拇指指端掐双侧攒竹穴，再以指腹自攒竹穴沿眉弓自内向外，经鱼腰穴至眉梢丝穴穴止，推而摩之，往反数次。

(2)要领：循环眉弓毛发之中，由内向外推摩，不可逆行，速度宜缓慢,双拇指同时对称着力。

3. 掐鱼腰:

(1)操作:以两手拇指掐两眉弓中点的鱼腰穴1~2分钟,然后用拇指指腹自攒竹穴经鱼腰穴,丝竹空穴摩到上关穴止。

(2)要领:摩动时循环眼眶上缘,用力宜缓慢,均匀有力,掐鱼腰穴后局部有不适感,可配合轻微指揉来消除。

4. 揉太阳:

(1)操作:以两手拇指桡侧,分别置于头部两侧太阳穴,做上下、左右、前后环转揉动,再以两手拇指指腹同时用力自头维穴起向外下方经太阳穴分推至耳门穴止。

(2)要领:揉用力宜轻,摩动时稍着力。

5. 掐白:

(1)操作:以两手拇指掐四白穴,再以手拇指指腹自四白穴分推至瞳子髎。

(2)要领:力度要轻,用力均匀。

6. 掐睛明,点巨髎:

(1)操作:掐睛明穴,点巨髎,再以拇指指腹自四白、迎香、巨髎到颧髎、耳门止,反复推摩。

(2)要领:由轻至重,微红。

7. 推颊车:

(1)操作:用两手拇指指腹按揉颊车穴,然后以拇指置于两耳前下方听会穴,沿上颌外缘,经颊车穴至大迎穴。

(2)要领:推动宜轻,按揉时用力应从重。

8. 双揪铃铛:

(1)以两手拇指与食指揉捏两侧耳部,并向下方揪耳垂。

(2)要领:方向不能反。

9. 分推前额:

(1)操作:以两拇指偏峰置于前额正中线,向两侧分推到太阳穴、头维穴。

(2)要领:力度要轻,用力均匀。

10. 推正顶:

(1)操作:自鼻尖的素髎穴,经鼻向上沿头部正中线往印堂、神庭、百会、强间推摩到哑门穴止。

(2)要领:往上推摩时,沿经穴位应配合点按。

11. 点按百会:

(1)操作:点按百会穴,后掐四神配穴。

(2)要领:由轻到重,按压方向应垂直。

12. 分抹五经:

(1)操作:以五指分开自前额向上推摩,经印堂、百会等到枕部风府穴。

(2)要领:用力均匀。

13. 干洗头:

(1)操作:双手十指略分开,自然屈曲以指腹着力于两侧耳上发际交叉搓动。

(2)要领:用力均匀和缓,抓挠搓动有序,移动有序,移动缓慢,手法自如。

14. 扫散少阳:

(1)操作:经五指分开,自太阳穴、头维穴扫至风池穴,或用拇指推揉后以五手指端有节奏地叩击头部,保持垂直方向。

(2)要领:用力均匀和缓,手法自如。

15. 揉捏池颈:

(1)操作:从上向下揉捏颈肌到大椎,再在一侧颈肌经肩膀中俞到局部揉捏。

(2)要领:轻柔,平衡,额头不可偏。

16. 点揉风池:

(1)要领:点按时向上用力不宜太重。

（2）要领：往上推摩时，沿经穴位应配合点按。

【胸部】

1. 按压中府，云门：以四指并置一侧胸大肌，胸骨缘沿肋间隙向外梳摩至中府，云门穴数次，再以两手四指置中府，云门穴，着力长按3～5分钟。

2. 分肋法：两手拇指分置于胸骨柄两侧的俞府穴，其余四指抱定胸部两侧，沿肋间隙至乳根穴平高处止，反复分推。

3. 点按胸骨法：点按璇玑、华盖、紫宫、玉堂、膻中、中庭、鸠尾等穴。

4. 点按膻中：揉摩，顺、逆各30次。

5. 开胸顺气：以掌心分置于胸背的璇玑穴、大椎穴，自上向下沿胸背正中线推摩到中庭穴，至阳穴止，反复几次。

6. 宽胸法：以掌推摩渊腋穴至大包穴，在呼气时点揉天池穴、食窦穴。

【腹部】

1. 腹部横摩：以掌侧并置于腹部左右上下来回横摩。

2. 腹部斜摩：以掌侧并置于左右季肋下，自上向对侧下方斜摩。

3. 按上腹：以四指并置季肋下缘自上向下点按幽门、阴都穴，至肓俞穴止。

4. 脐周团摩：以神阙（脐）为中心，顺、逆时针团摩。

5. 狮子滚绣球：双手拇指自然伸直，余四指并拢，略屈曲，呈半圆，以小鱼际着力于腹部正中央，进行顺、逆时针放置滚揉，渐渐扩大。

6. 按腹中法：点按鸠尾、上脘、中脘、下脘、气海、关元、中极、绝骨穴。

7. 点按天枢、气冲，着力长按。

【手臂】

1. 肩周摩按：掌侧经肩井，肩峰摩按至肩胛区。

2. 双手揉球:双掌心对合于肩关节前后,一前一后,一上一下,旋转揉动,然后揉捏三角肌。

3. 双手搓臂。

4. 双龙点肩:点抬肩俞,相对点按。

5. 点按上肢:点尺泽、手三里、内外关、大陵、劳宫、神门。

6. 摇臂伸抖。

7. 捋抖十指。

8. 抖动上臂。

【下肢】

1. 股内侧揉捏:两手置于股内侧上方阴廉穴、五里穴,自上向下揉捏到阴陵泉止。

2. 按股前:分别点按髀关、伏兔、梁丘、足三里、上、下巨墟,自上向下长按到解浮为止。

3. 拳顶合揉:双手握拳置于下肢肌肉两侧对合旋揉动,自上向下移动,反复进行。

4. 拿股内侧:双手分别置于阴廉穴、五里穴的前后,半股内侧肌掐紧反复拿提,移动到整个大腿内侧。

5. 下肢抖动。

6. 膝周揉法:指揉血涛、阴陵泉、膝眼,再以掌心放在膑骨上揉。

7. 揉足三里。

【背部】

1. 拿肩井。

2. 背部分推:两手拇指指腹分置脊椎两旁向腋中线分推。

3. 掌推肩胛:用掌根部自肩中俞穴,沿肩胛骨的脊柱缘,经膏肓穴向外下方斜推至腋中线止。

4. 按肩胛内缘:点、按肩胛内上缘肩中俞,渐渐下移,经魄户穴膏肓至肩胛下角。

5. 双滚肩背。

6. 直推背部:从大杼穴向下沿脊柱两侧直推至大肠俞。

7. 提拿夹背:双手拇指与四指对合,夹挤脊柱两侧肌肉。

8. 顺藤摸瓜:从肩部直推至足跟,反复几次。

9. 按脊中:点和按大椎、陶道、身柱、神道、灵合、至阳等穴。

10. 背部按揉。

【腰部】

1. 腰部横摩:从一侧带脉穴横摩到另一侧带脉穴。

2. 推按腰背肌:交叉推按。

3. 拿揉腰肌:着力于俞穴拿揉。

4. 叠掌按腰:双手掌重叠于腰部命门穴,有节律地按压。

5. 双龙点肾:双拇指伸直置于两侧肾俞穴,同时着力对点。

6. 温肾补气:双手掌搓热后,迅速置于肾俞穴做快速振颤。

7. 搓髎点强:以掌声面着力于八髎穴搓揉,待有局部温热时点长强穴。

8. 按压环跳。

9. 腰骶拳揉:空拳揉,移动要缓慢。

10. 叩击腰部。

【后下肢】

1. 提拿腿后侧:揉捏提拿腿后侧肌肉。

2. 点按下肢:点、按承扶、委宁、承山、昆仑等穴。

3. 股后揉捏法:做钳形揉捏,由承扶穴、委中、承山、昆仑穴止。

4. 抽打后下肢。

5. 推后下肢:自承扶穴开始,推至足跟。

【头面部】

1. 食指中指点按印堂（两眉中间）揉至神庭（前发际正中直上0.5寸），轻按几秒神庭，左右手各一次，再抹开。

2. 食、中、无名指由额中揉至太阳穴三遍，轻按太阳穴，大拇指分三线点按前额指太阳穴（越密越好）。

3. 双手交叉按压太阳穴，双手逆时针揉按太阳穴，再用双手食指轻切额头。

4. 蚂蚁上树额头，左右各一次。

5. 小鱼际摆前额，大鱼际揉按前额至太阳穴。

6. 拇指揉按攒竹（自两眉中间至前发际呈一条直线）、鱼腰（在额部，瞳孔直上，眉毛中）、丝竹空（位于人体的面部，当眉梢凹陷处），再抹开，捏眉两次。

7. 揉四白（在面部，瞳孔直下，当眶下孔凹陷处）至瞳子髎（位于面部，目外眦旁，当眶外侧缘处），中食指点按睛明（在面部，目内眦角稍上方凹陷处），揉上眼球。

8. 拉眼皮，上下左右抖睫毛。

9. 双手搓热后敷眼球，用四指弹上额。

10. 单手食指、中指点按睛明滑至迎香穴（人体的面部，在鼻翼旁开约1厘米皱纹中）并点按该穴再抖至神庭。

11. 双手中指食指搓鼻梁至神庭，再点按睛明穴推至迎香穴。

12. 点按颊车（在面颊部，下颌角前上方，耳下大约一横指处，咀嚼时肌肉隆起时出现的凹陷处），揉面部，扫脸颊。

13. 双手拇指开天门抹至太阳穴。

14. 蚂蚁下树，扫至承浆（位于人体的面部，当颏唇沟的正中凹陷处）、人中（位于鼻下、上嘴唇沟的上三分之一与下三分之二交界处），分三次扳下颌，食指中指揉太阳穴至听宫穴。

15. 双手同揉耳廓，中指揉压外耳道，反耳后掐实耳廓轻弹三次。

16. 揉耳廓(顺逆各三圈),轻压几秒突然放开,点按翳风穴(耳垂后耳根部,颞骨乳突与下颌骨下颌支后缘间凹陷处)。

17. 双手搓发梢放松。

【手部】

1. 手捏肩部至手腕(内侧及外侧),再拍打放松。

2. 双手叠手指拨手臂、揉法、放松、拿法各两边。

3. 分手拨手臂。

4. 挤压两边。

5. 掌根同时搓手臂两遍。

6. 抖手臂。

7. 第2遍拿肩,点按曲池(屈肘成直角,在肘横纹外侧端与肱骨外上髁连线中点)、手三里(在前臂背面桡侧,当阳溪与曲池连线上,肘横纹下2寸)、内侧尺泽(在肘横纹中,肱二头肌腱桡侧凹陷处)。

8. 单手揉拨手臂。

9. 双手分拨手臂,按内关(前臂正中,腕横纹上2寸,在桡侧屈腕肌腱同掌长肌腱之间取穴)、外关(在手背腕横纹上2寸,尺桡骨之间,阳池与肘尖的连线上)。

10. 双手同时摇手腕点按腰痛(以手背侧,当第2、3掌骨及第4、5掌骨之间,当腕横纹与掌指关节中点处,一侧二穴)、落枕(在手背侧,当第2、3掌骨之间,掌指关节后约0.5寸处。),再抹开。

11. 分掌骨5次。

12. 揉手指,并提拨手指。

13. 搓掌心,推至指尖,弹十下。

14. 摇肘关节。

15. 放松。

第五节 阴平阳秘循经按摩程序

一、准备：

1. 环境安静，温度适宜，避风直吹。

2. 病人取仰卧位，患侧肩下垫一薄枕，使肩略前伸。患侧膝下垫一薄枕，使膝略屈10度左右。

3. 术者两手剪短指甲，搓热双手。

二、循经按按摩手法：

（一）上肢：

1. 点按上肢穴：

（1）点按患侧肢的阴侧穴位：依次是极泉、曲泽、内关、大陵；每穴点按5秒，再5～10秒，用泻法。每穴10次。用力逐渐加重至病人最大耐受。

（2）点按患侧上肢的阳侧穴：依次是肩髃、臑会、手三里、外关、合谷；每穴点按5～10秒，松开，再按5秒，用补法。如此反复，每穴10次。

2. 按揉肩：单手掌揉肩前部，3～5圈，再向下按压一次，揉时和缓，按压较重。轻重交替，反复操作1分钟。

3. 梳理上臂（循经按摩）：

（1）揉法：①阴侧经络：沿患侧上臂长轴，从上至下，依次施以揉法，以单掌根置于上臂缓缓回旋运动。左手固定肩部右手操作，右手固定腕部左手操作。双手交替进行。②阳侧经络：手法同上，方向相反。

（2）按法：以单掌或双掌叠置于上臂，垂直向下使力，逐渐下按，缓缓移动至腕部。

(3)拿法：捏而提起谓之拿。操作时以双手拇指重叠，其余四指交叉，挟持住上臂，提起放下，缓缓向下端。

以上三法，交替使用，反复进行。3~5分钟。

4.运动关节：

(1)摇肩：一手托于肘，一手握起腕，两手协调，缓缓摇动肩关节，正反方向各30圈，摇动幅度在生理范围内，摇动频率也不宜过快。以后随着功能的恢复，逐渐加大幅度，并让患者参与主动运动。早期时双手在摇动时要有向肩部推动的力量，避免肩关节脱位。

(2)屈肘：一手托于肘后，固定上臂不动，一手把握手腕，双手向对用力，拔伸肘关节数下，后曲肘关节，屈曲伸展，反复10次。

(3)摇腕：一手握住患者前臂下端，使之固定，另手五指张开与患者交叉(术者左手对患者右手)，快速转动腕关节，正反方向各30圈。交叉之手使之前屈、后伸、左偏、右偏，各3~5次，每一方向均达极限为佳。

(4)掌指操作：两手虎口分别插于患者拇指和小指，两掌相对，快速来回搓动30余次。

(5)搓手掌及手背：两手拇指置于掌心，交替从掌根向手指方向推按数次。继则掌心向下，一手握住病人四指，一手拇指指腹或桡侧缘搓洗掌骨间隙，搓热后，再由掌骨近端向远端搓指蹼。逐个掌骨间隙为一遍，共3~5遍。

(6)分掌骨：双手拇指与食指相对，捏住病人掌骨向相反方向运动。逐一掌骨为一遍，共5~10遍。防止肌肉萎缩。

(7)拔伸手指：用拇食指相对夹持拇指，从近端向远端先捻揉数下，在拔伸，从拇指起至小指为一遍。共3~5遍。

5.指叩法：快速叩击腋窝、肘窝、掌侧腕横纹。

6.治瘫点：点按关节凸面，最大限度时，伸展肩关节，再按，5~6遍。再按压肘关节凸面，以伸为主，5~6遍。

7.搓揉上肢：操作者双手相对挟持住上肢，从上臂开始快速来回搓动,缓慢向下移动至腕部。反复操作共5~8遍。

8.牵抖上肢:双手为主手腕,先拔伸上肢,手指向下,向下拔伸,至最大限度时保持牵引力度,并上下抖动,保持5~10秒。放松再拔伸,操作5~10遍。

(二)下肢:卧位以仰卧位和俯卧位为宜。

1.点按下肢穴:

(1)点按患侧下肢的阴侧穴位:依次是血海、阴陵泉、三阴交、太溪;每穴点按5秒,松开,再按5秒,用泻法。每穴20次。压力逐渐加重至病人最大耐受。

(2)点按患侧下肢的阳侧穴位:依次是环跳、风市、膝阳关、阳陵泉、承山、丘墟等;每穴点按5秒,松开,再按5秒,用补法。如此反复,每穴10次。

2.循经按摩:

(1)揉法:①阴侧经络:沿患侧下肢长轴,从上至下,依次施以揉法,以单掌根置于大腿缓缓回旋运动。左手固定臀部右手操作,右手固定踝部左手操作,双手交替进行。②阳侧经络:手法同上,方向相反。

(2)按法:以单掌或双掌叠置于大腿后侧,垂直向下使力,逐渐下按,缓缓移动趾踝部。

(3)拿法:以双手拇指重叠,其余四指交叉,夹持住下肢,提起放下,缓缓向下端移动。以上三法,交替使用,反复进行。3~5分钟。

3.运动关节:

(1)摇动髋关节:一手托起患侧膝下,另一手握住踝部,使其屈膝屈髋,用力向上,使髋关节外展内收各10次,左右旋转10次,屈髋屈膝至最大程度,停顿5~10秒。

(2)摇摆膝关节:手托起腘窝上端,一手握住踝部,使膝关节左右摆动,以向外侧的力量大于膝关节的力量。

(3)摇踝:一手握住踝部并托起,另一手虎口对准患足跟部,快速转动踝关节,正反方向圈。使之背伸,趾屈,左偏,右偏,各3~5次,每一方向均达极限为佳。

(4)脚趾运动:一手握住踝部固定,一手握住患足五趾,左右旋转脚趾各10次,外展(最大程度)、背伸(最大程度)、趾屈各10次。

(5)搓足背:两手拇指置于脚背,交替从上向脚趾方向推按数次。一手握住病人四趾,一手拇指腹或桡侧缘搓洗跖骨间隙,搓热后,再由趾骨远端向近端搓指蹼。逐个趾骨间隙为共3~5遍。

(6)分推趾骨:双手拇指与食指相对,捏住病人跖骨向相反方向运动。逐一趾骨为一遍,共5~10遍,防止趾骨间隙肌肉萎缩。

(7)拔伸脚趾:用拇食指相对夹持拇指,从近端向远端先捻揉数下,在拔伸,从大拇指起至小拇指为一遍。共3~5遍。

4.屈髋屈膝:最大程度屈髋屈膝,保持5~10秒钟。做5次。

5.牵抖:双手握住踝,先拔伸下肢,向远端拔伸,至最大限度时保持牵引力度,并上下保持5~10秒钟。放松再拔伸,操作5~10遍。

三、安置体位:安置病人至舒适体位,饮水一杯,排便。

四、记录。

第六节　穴位按摩法

穴位按摩是在中医基本理论指导下,运用手法作用于人体穴位。通过局部刺激,可疏通经络,调动机体抗病能力,从而达到防病治病,保健强身目的的一种技术操作。

【目标】

1.缓解各种急慢性疾病的临床症状。

2.通过穴位按摩,达到保健强身的目的。

【评估】

1.了解患者既往史、当前主要症状及临床表现。

2.患者体质及按摩部位皮肤情况。

3.心理状况。

【禁忌证】

1.患者过于饥饿、饱胀、疲劳、不宜立即进行按摩。

2.妇女在怀孕期和月经期,肩井、合谷、三阴交、昆仑、小腹部、腰骶部、足疗反射区不宜使用按摩手法。

3.患者在大怒、大喜、大恐、大悲、精神紧张以及醉酒时等情绪激动的情况下,不要立即按摩。

4.皮肤病病变损害处,皮开肉绽及烫伤处或正在出血的部位一般不宜按摩。

5.具有扩散和传染性的疾病,如急性传染病、急性骨髓炎、关节结核、恶性肿瘤及局部感染炎症以及癌症患者一般不做按摩。

【操作要点】

一、环境要求:环境宽敞明亮,治疗台清洁干燥。

二、素质要求:仪表端庄,衣帽整齐,修剪指甲。

三、物品准备:治疗盘,按摩膏,治疗巾或一次性中单。必要时备浴巾和屏风。

四、操作程序:

1.转抄医嘱,双人核对医嘱,评估患者。

2.修剪指甲,洗手,戴口罩。备齐用物,携至床旁,做好解释,取得合作。再次核对医嘱。

3.安排合理体位,必要时协助松开衣着,注意保暖。

4. 根据患者症状、发病部位、年龄及耐受性,选择适宜的手法和刺激强度,进行按摩。

5. 操作过程中观察患者对手法的反应,若有不适,应及时调整手法或停止操作,以防发生意外。

6. 操作完毕。再次核对医嘱。协助患者穿好衣裤,安置舒适体位,整理床单位,评估患者治疗效果,询问患者需求。

7. 清理用物,用物分类消毒处理。

8. 洗手,记录并签名。

【指导患者】

按摩时局部出现酸胀的感觉。

【注意事项】

1. 按摩前患者要排空大、小便,穿好舒适的衣服,需要时可裸露部分皮肤,以利于按摩,注意保暖。

2. 操作前应修剪指甲,以防损伤皮肤。

3. 操作时要用力均匀,柔和,持久,禁用暴力。

4. 操作中注意询问患者反应情况,如有不适及时调整手法或停止操作。

5. 操作后相关宣教:嘱注意休息,避风寒,不要受冷风。保持心情舒畅。饮食宜清淡、多食富含营养易消化的食物,多吃蔬菜水果,多喝水。禁食辛辣刺激、油腻、过热的东西。养成定时排便的习惯,适当做腹部顺时针按摩,加强运动。可睡前喝蜂蜜水,晨起空腹服淡盐水,按摩后,宜喝温开水,加速排泄。

6. 按摩时间:人体的天顶穴(百会穴),中午12点时不能按摩;海底穴(涌泉穴),晚上12点时不能按摩。按摩的一个疗程以10~15次为宜,疗程之间宜休息2~3日。

7. 为了避免推拿时过度刺激施术部位暴露的皮肤,可以选用一些皮肤润滑剂,如爽身粉、推拿按摩膏、凡士林油等,推拿时涂在施术部位的皮肤上,然后进行推拿。

【操作沟通】

一、评估时的沟通:

双人核对,转抄治疗卡,再次双人核对,携治疗卡到床前。

护士:"您好! 我是你的责任护士余×,能告诉我您的名字吗?"

患者:"我叫刘×。"

护士:"我能核对一下您的手腕带吗?"

患者:"可以。"

核对手腕带(床号、姓名、住院号、诊断),核对床头卡。

护士:"10床刘×,请问您是哪里不舒服?"

患者:"我近几天头部胀痛不适,无法入睡。"

护士:"根据您的病情,遵医嘱我将为您进行穴位按摩治疗,它主要是运用手法作用于人体穴位,通过局部刺激,疏通经络,达到改善头痛的目的。"

患者:"好的。"

护士:"遵医嘱今天给您按摩的穴位是百会穴、太阳穴等,这些穴位在头部,我能看一下您头部的皮肤吗?"

患者:"可以。"

护士:"您头部的皮肤完好,可以行穴位按摩治疗,做这项治疗时既不能太饱,也不能太饿,这样按摩时您会感到不舒服的,请问您吃过饭了吗?"

患者:"我早饭吃了,大概过了一个小时了。"

护士:"请问您既往患过什么疾病吗?"

患者:"没有,我身体挺健康的。"

护士:"这项治疗大概需要20分钟,您需要去卫生间吗?"

患者:"不用。"

护士："那我去准备用物,等会见。"

二、操作时的沟通:

修剪指甲,洗手,戴口罩,准备用物,携用物至病人床旁。

护士："您好,能再告诉我一遍您的名字吗?"

患者："可以,我叫刘×。"

再次核对医嘱。核对手腕带(床号、姓名、住院号、诊断),核对床头卡。核对治疗部位和方法。

护士："刘×爷爷,我现在给您做穴位按摩治疗,您准备好了吗?"

患者："准备好了。"

护士："您是躺着还是坐着?"

患者："我还是躺着吧。"

护士："那好,我扶您躺下,您这样躺着舒服吗?"

患者："舒服,谢谢你!"

护士："在治疗的过程中为了防止弄脏您的床单元,我在您的头下垫一条治疗巾,我协助您抬一下头好吗?"

患者："好的。"

护士："刘×爷爷,我今天为您按摩的穴位是印堂、头维、太阳、百会穴,选择的手法是推法、揉法、按法。现在我先确定按摩的穴位,请您配合好吗?"

患者："好的。"

护士："那我开始了,印堂穴在两眉头连线中点,这里胀吗?"

患者："感觉很胀。"

护士："这是印堂穴。"

依此法确定其他穴位。

护士："爷爷,穴位确定好了,我现在给做按摩。"

用一指禅推法从印堂开始,循经向上沿前额发际头维、太阳,往返数遍,配合按印堂、太阳、百会等穴,用力均匀、柔和、持久。

护士："您感觉力度合适吗?"

患者:"力度挺均匀的。"

护士:"如果不舒服或者力度不合适,请您及时告诉我,好吗?"

患者:"好的。"

三、操作后的沟通:

护士:"爷爷,今天的治疗到时间了,感觉头胀痛好些了吗?"

患者:"好些了。"

再次核对医嘱。

护士:"我协助您躺好,这个体位舒适吗?"

患者:"可以。"

护士:"您平时要注意多休息,睡眠环境要安静,睡前可以泡个温水脚,以提高睡眠质量和时间。禁食辛辣刺激、油腻、过热的食物。按摩后尽量不要外出,避免受寒。"

患者:"好的。我知道了,我会按照你交代的去做。"

护士:"请问您还有什么需要吗?"

患者:"没有,谢谢您!"

护士:"我将呼叫器放在您的床头,如果有需要请随时呼叫我,谢谢您的配合,祝您早日康复。"

整理床单元。酌情打开门窗,必要时撤掉屏风。

处理用物。

洗手,取口罩,做好记录。

第七节　腹部按摩法

　　腹部按摩是运用手法作用于腹部体表上的某些特定部位进行按压、叩击,可缓解甚至治愈某些疾病,具有疏通经络、调和营卫、行气活血、健脾和胃、调节脏腑功能等作用。

【目标】

1. 遵照医嘱进行治疗,促进肠胃蠕动,排毒养颜。对女性黄褐斑、色斑等有治疗作用。

2. 对女性的妇科附件如子宫、卵巢都有保养的作用。

3. 对胃病、肝胆疾病、大小肠疾病等有辅助治疗作用。

【评估】

1. 当前主要症状,临床表现及既往史。

2. 体质及腹部皮肤情况。

3. 心理状况。

【禁忌证】

1. 急腹症、腹部肿瘤及腹部做过手术还在恢复期的患者禁用。

2. 睡前、饱食后禁忌。

3. 女性月经期间及孕妇禁做。

【操作要点】

一、环境要求:环境宽敞明亮,治疗台清洁干燥。

二、素质要求:仪表端庄,衣帽整齐,修剪指甲。

三、物品准备:治疗盘,按摩膏,治疗巾或一次性中单。必要时备浴巾和屏风。

四、操作程序:

1. 转抄医嘱,双人核对医嘱,评估患者。

2. 修剪指甲,洗手,戴口罩。备齐用物,携至床旁,做好解释,取得合作。再次核对医嘱。

3. 安排合理体位,必要时协助松开衣着,注意保暖。

4. 根据患者症状、选择适宜的手法和刺激强度,进行按摩。

(1)从巨阙穴到神阙(肚脐),然后从下到上神阙(从中极到神阙);

(2)从带脉到神阙,左右方向(男自左至右,女自右至左);

(3)从日月斜推到神阙,然后从气冲往上斜推至神阙。

5. 操作过程中观察患者对手法的反应,若有不适,应及时调整手法和停止操作,以防发生意外。

6. 操作完毕。再次核对医嘱。协助患者穿好衣裤,安置舒适体位,整理床单位,评估患者治疗效果,询问患者需求。

7. 清理用物,用物分类消毒处理。

8. 洗手,记录并签名。

【指导患者】

按摩时腹部局部出现酸胀的感觉。

【注意事项】

1. 选择合理体位:取仰卧位,双膝屈曲。做此项治疗宜排空大小便,空腹进行。

2. 操作时要区分证候:顺时针是泻,逆时针是补;实证时应该顺时针方向按摩,是为了泻;虚证时应该逆时针方向按摩,是为了补。

3. 夜间入睡前和起床前进行,排空小便,洗清双手,双手叠放在腹部,手心对着肚脐,绕脐揉腹,时间为5~10分钟。

4. 操作时用力均匀,速度适中,注意为患者保护隐私。

【操作沟通】

一、评估时的沟通:

双人核对,转抄治疗卡,再次双人核对,携治疗卡到床前。

护士:"您好!我是你的责任护士王×,能告诉我您的名字吗?"

患者:"我叫刘×。"

护士："我能核对一下您的手腕带吗?"

患者："可以。"

核对手腕带(床号、姓名、住院号、诊断),核对床头卡。

护士："12床刘×,请问您是哪里不舒服?"

患者："我最近感觉肚子胀,吃饭消化不了。"

护士："根据您的病情,遵医嘱我将为您进行腹部按摩治疗,它主
　　　要是运用手法作用于腹部体表上的某些特定部位进行按
　　　压、叩击,可疏通经络、调和营卫、行气活血、健脾和胃、调
　　　节脏腑功能,达到治疗的目的。现在是否在经期?"

患者："没有,月经已经干净3天了。"

护士："请问您既往有腹部手术病史吗?"

患者："没有。"

护士："吃饭了吗?"

患者："吃了。"

护士："今天按摩的部位在腹部,我能看一下您腹部的皮肤吗?"

患者："可以。"

护士："皮肤完好,适合操作,这项治疗需要20分钟,要求排空大
　　　小便,我协助您去上趟卫生间可以吗?"

患者："不用,我自己去。"

护士："那我去准备用物,等会见。"

二、操作时的沟通:

修剪指甲,洗手,戴口罩,准备用物,携用物至病人床旁。

护士："您好,能再告诉我一遍您的名字吗?"

患者："可以,我叫刘×。"

再次核对医嘱。核对手腕带(床号、姓名、住院号、诊断),核对床
头卡。核对治疗部位和方法。安排合理体位,必要时协助松开衣着,
注意保暖。

护士："刘大姐,我现在给您做腹部按摩治疗,您准备好了吗?"

患者:"准备好了。"

护士:"这项治疗需要平躺,双腿屈曲,我协助您躺下,摆好这个姿势,好吗?"

患者:"好的,谢谢您!"

护士:"在治疗的过程中为了防止弄脏您的衣物,我在您的腰下垫条一次性中单,我协助您抬一下身体好吗?"

患者:"好的。"

根据患者症状、选择适宜的手法和刺激强度,进行按摩。

护士:"刘×大姐,我今天为您按摩的腹部选择的手法是推法、揉法、按法。现在我先确定按摩的穴位,请您配合好吗?"

患者:"好的。"

护士:"现在选的是中脘穴,这里胀吗?"

患者:"感觉很胀。"

依此法确定其他穴位。

护士:"刘大姐,穴位确定好了,我现在给做按摩,从巨阙穴到神阙(肚脐),然后从下到上神阙(从中极到神阙);从带脉到神阙,左右方向(男自左至右,女自右至左);从日月斜推到神阙,然后从气冲往上斜推至神阙。您感觉力度合适,能承受吗?"

患者:"可以,挺好的。"

三、操作后的沟通:

护士:"刘大姐,今天的治疗做完了,感觉腹胀好点了吗?"

患者:"感觉肚子舒服多了。"

再次核对医嘱。

护士:"我协助您躺好休息一会儿吧,这个体位舒适吗?"

患者:"舒适。"

护士:"您每天早晨起床前和晚上睡觉前,先排空大小便后,然后躺在床上自己进行腹部按摩,双手叠放到腹部,以肚脐为中心,做顺时针按摩3分钟,逆时针按摩3分钟,可以促进肠胃蠕动,帮助消化。"

患者:"好的,我会按照你说的方法试试。"

护士:"还有什么需要吗?"

患者:"没有。"

护士:"我将呼叫器放在这儿,如果有需要请随时呼叫我,谢谢您的配合,祝您早日康复。"

整理床单位。酌情打开门窗,必要时撤掉屏风。

处理用物,洗手,取口罩。

做好记录。

第八节　耳穴按摩

耳穴按摩是通过耳穴的刺激,引起大脑网状系统的正常有序化激活和抑制,从而以安神定志,交通心肾,调整阴阳之平衡,引阴入阳之效。

【目标】

1.遵医嘱缓解或治疗各种器官机能性疾病,如脏腑、肌肉、内分泌、神经等系统所产生的各种病症。

2.达到止痛、消炎、止痒、降压、退热等作用。

3.预防保健等功效。

【评估】

1.患者既往史、主要临床表现、相关因素及体质。

2. 评估患者耳部皮肤情况。

【禁忌证】

耳部有感染或破溃者禁用。皮肤过敏者慎用。

【操作要点】

一、环境要求：环境宽敞明亮,治疗台清洁干燥。

二、素质要求：仪表端庄,衣帽整齐,修剪指甲。

三、物品准备：治疗盘,皮肤消毒液,棉签,探棒,治疗巾,弯盘。

四、操作程序：

1. 转抄医嘱,双人核对医嘱,评估患者。

2. 洗手,戴口罩。备齐用物,携至床旁,做好解释,取得合作。再次核对医嘱。

3. 协助患者松开衣着。按摩部位,取合理体位。注意保暖。

4. 再次核对穴位,左手轻扶患者耳背,用探棒在该区探压均匀用力,探出压痛敏感点。(按压法：一手持住患者耳轮后上方,暴露疾病在耳廓的相应部位,另一手用探棒或毫针柄、火柴梗等,轻巧缓慢、用力均匀地按压,寻找耳穴压痛点,压痛最明显处即为耳穴。)

5. 消毒耳廓,待干。

6. 按压时拇指放在耳廓后面,食指和中指放在耳廓前面,按压双耳,每穴按揉3～5分钟,每天按压2～3次,力度以患者整个耳朵发红并发热,感到胀痛但能忍受为度,重按为泻,轻按为补,中等力度为平补平泻。10天为一个疗程。

8. 操作完毕。再次核对医嘱。协助患者穿好衣裤,安置舒适体位,整理床单位,评估患者治疗效果,询问患者需求。

9. 清理用物,用物分类消毒处理。

10. 洗手,记录并签名。

【指导患者】

如双耳出现红肿,立即通知医生。

【注意事项】

1.耳穴按摩前要用75%乙醇棉签消毒或擦洗耳廓。

2.耳穴按摩时要稍施加压力,注意刺激强度,刺激强度根据患者病情具体情况而定。

3.按摩时重点按压穴位,以达到疗效。

【操作沟通】

一、评估时的沟通:

双人核对,转抄治疗卡,再次双人核对,携治疗卡到床前。

护士:"您好!我是你的责任护士陈×,能告诉我您的名字吗?"

患者:"我叫柴×。"

护士:"我能核对一下您的手腕带吗?"

患者:"可以。"

核对手腕带(床号、姓名、住院号、诊断),核对床头卡。

护士:"12床柴×阿姨,您感觉哪里不舒服?"

患者:"我最近感觉睡眠质量不好,晚上睡觉感觉似睡非睡,第二天感觉很困很疲劳。"

护士:"阿姨,根据您的症状,遵医嘱我将为您进行耳穴按摩治疗,它的作用主要是通过对耳穴的按摩,引起大脑网状系统的正常有序化激活和抑制,从而以安神定志,改善您的睡眠。您以前做过耳穴按摩治疗吗?"

患者:"没有。"

护士:"这是一项简单的操作,不会造成什么痛苦,所以不用紧张。请问您是在经期吗?"

患者:"干净一周了。"

护士:"平时皮肤容易过敏吗?我能看一下您耳廓的皮肤吗?"

患者:"不过敏。"

护士:"您耳廓的皮肤完整,无破溃,适合做耳穴按摩治疗。这项
操作需要15~20分钟,您需要去下卫生间吗?"

患者:"不用了。"

护士:"那请你稍等,我现在去准备一下用物,我们一会儿见。"

二、操作时的沟通:

洗手,戴口罩,准备用物,携用物至病人床旁。

护士:"您好,阿姨,能再告诉我一遍您的名字吗?"

患者:"我叫柴×。"

护士:"我能再核对一下您的手腕带吗?"

患者:"可以。"

再次核对医嘱,核对手腕带(床号、姓名、住院号、诊断),核对床
头卡。核对治疗部位和方法。取合理体位。注意保暖。

护士:"柴阿姨,我现在为您进行耳穴按摩治疗,请您配合一下,
您是平躺着还是坐着?"

患者:"我坐着吧。"

护士:"好的。在治疗的过程中为了防止弄脏您的衣物,我在您
的肩膀上垫一条治疗巾好吗?"

患者:"好的。"

再次核对穴位部位,左手轻扶患者耳背,用探棒在该区探压均匀
用力,探出压痛敏感点。

护士:"阿姨,我现在给您定穴,在按压的过程中如果您有酸、麻、
胀的感觉请及时告诉我。"

(按压法:一手持住患者耳轮后上方,暴露疾病在耳廓的相应部
位,另一手用探棒或毫针柄、火柴梗等,轻巧缓慢、用力均匀地按压,
寻找耳穴压痛点,压痛最明显处即为耳穴。)

患者："好,这里感觉胀胀的。"

护士："痛吗?"

患者："不痛,就是胀。"

护士："是我现在按压的部位吗?"

患者："是的。"

护士："阿姨,这是神门穴。"

用75%的乙醇消毒局部皮肤,待干,按压时拇指放在耳廓后面,食指和中指放在耳廓前面进行按摩。

护士："阿姨,按压双耳每穴按揉3~5分钟,每天按压2~3次,力度以整个耳朵发红并发热,感到胀痛但能忍受为度,一般10天为一个疗程。您现在感觉怎样?"

患者："挺好的。"

护士："如果您有不适或者是耳朵有温热的感觉请及时告诉我,好吗?"

患者："好的。"

护士："您耳朵皮肤现在已微红,您有感觉没?"

患者："我觉得耳朵热乎乎的。"

护士："阿姨,今天的治疗时间到了,您的耳朵微微发红发热,没有破溃。"

患者："好的,谢谢!"

再次核对医嘱。

三、操作后的沟通:

护士："今天的治疗达到效果了,治疗后不要抓挠耳朵,防止破溃。这项操作要连续按摩10天,希望您能坚持。我扶您躺下休息一会。"

患者："好的。"

护士："阿姨,您还有什么需要吗?"

患者:"没有。"

护士:"呼叫器我就放在您的枕边了,如果您有需要就按呼叫器,
我会很快赶到的,我也会随时来看您的,谢谢您的配合。"

整理床单位。

处理用物。

洗手,取口罩,做好记录。

第九节　耳穴埋豆

耳穴埋豆是应用菜籽或王不留行籽等,贴于耳廓上的穴位或
反应点,通过刺激穴位和经络传导,达到防治疾病目的的一种操作
方法。

【目标】

1. 遵照医嘱进行治疗,疏通经络,调节脏腑之气,达到防病治病
的目的。

2. 消炎、解毒、泻火、补气、止痛、改善微循环、降血脂、抗抑郁、戒
烟、戒毒、减肥。

3. 增强免疫力、改善视力、祛斑、改善睡眠。

【评估】

1. 评估患者主要症状、临床表现、既往史、体质及相关因素。

2. 观察贴压穴位的穴区有无变形、隆起、炎症、破溃、冻伤、血管
充盈等。

3.对疼痛的耐受程度及心理状况。

4.女性患者的生育史,有无流产史,当前是否妊娠。

【禁忌证】

1.耳部有感染、外伤或破溃者禁用。

2.皮肤过敏者慎用。

3.女性患者妊娠期及习惯性流产的孕妇禁用。

【操作要点】

一、环境要求:环境宽敞明亮,治疗台清洁干燥。

二、素质要求:仪表端庄,衣帽整齐,修剪指甲。

三、物品准备:治疗盘,探棒,75%乙醇,棉签,镊子,菜籽等,胶布,治疗巾,弯盘。必要时备浴巾和屏风。

四、操作程序:

1.转抄医嘱,双人核对医嘱,评估患者。

2.洗手,戴口罩。备齐用物,携至床旁,做好解释,取得合作。再次核对医嘱。

3.协助患者松开衣着。按治疗部位,取坐位或侧卧位。

4.75%的乙醇棉签擦拭耳廓皮肤。

5.操作者左手拇、食指拉耳廓后上方,右手持探棒。

6.核对穴位后,用75%乙醇棉签消毒穴位处,并消毒操作者手指。

7.操作者左手固定耳廓,右手持镊子夹耳穴贴,对准穴位贴下按紧。

8.留埋期间,嘱患者用手反复按压,进行压迫刺激,每次1~2分钟,每日按2~3次,以加强疗效,夏季留置1~3天,冬季留置3~7天。

9.操作完毕。再次核对医嘱。协助患者舒适体位,整理床单位,评估患者治疗效果,询问患者需求。

10.清理用物,用物分类消毒处理。

11.洗手,记录并签名。

【指导患者】

耳穴埋豆过程中局部有热、麻、胀、痛感。如有奇痒、水疱等过敏反应,立即通知医生。

【注意事项】

1. 用探针时力度应适度、均匀,准确探寻穴区内敏感点。耳部75%乙醇擦拭待干。

2. 按压时力度适宜,以局部产生酸麻胀痛或有感觉循经络放射传导为得气为宜,不可用力搓动压丸,以免引起皮肤破溃,造成感染。

3. 耳穴压丸按压不当或者留置过久,或因胶布过敏,可引起皮肤感染,一般可留置3~7天,两耳交替使用。

4. 耳穴留埋期间,保持耳廓干燥,避免淋浴。如潮湿则及时更换,以免影响效果。如果耳穴贴处有发痒等不适,应取下耳穴贴。

5. 取贴时应先湿润耳穴贴,再取下,以减轻疼痛不适。

6. 观察患者情况,若有不适应立即停止,并通知医师配合处理。

【操作沟通】

一、评估时的沟通:

双人核对,转抄治疗卡,再次双人核对,携治疗卡到床前。

护士:"您好!我是你的责任护士陈×,您能告诉我您的名字吗?"

患者:"我叫柴×。"

护士:"我能核对一下您的手腕带吗?"

患者:"可以。"

核对手腕带(床号、姓名、住院号、诊断),核对床头卡。

护士:"12床柴×师傅,您感觉哪里不舒服?"

患者:"我最近一直觉得头晕、头昏不适。"

护士:"根据您的症状,遵医嘱我将为您进行耳穴埋豆治疗,它的作用主要是采用王不留行籽刺激耳廓上的穴位或反应点，通过经络传导，改善血液循环，从而缓解您的头晕症状。您以前做过耳穴埋豆治疗吗？"

患者："没有。"

护士："这是一项简单的操作，不会有什么痛苦，请您不用紧张。请问您以往患有心脏病等慢性疾病吗？"

患者："没有。"

护士："我能看一下您耳廓的皮肤吗？"

患者："可以。"

护士："您耳廓的皮肤完整，无破溃，适合做耳穴埋豆治疗。这项操作需要15~20分钟，您需要去卫生间吗？"

患者："不用。"

护士："那请您稍等，我现在去准备一下用物，我们一会儿见。"

评估环境，病房宽敞、整洁、舒适，温度适宜。

二、操作时的沟通：

洗手，戴口罩，准备用物，携用物至病人床旁。

护士："您好，柴师傅，能再告诉我一遍您的名字吗？"

患者："我叫柴×。"

护士："我能再核对一下您的手腕带吗？"

患者："可以。"

再次核对医嘱。核对手腕带（床号、姓名、住院号、诊断），核对床头卡。核对治疗部位和方法。

护士："12床柴×，我现在为您进行耳穴埋豆治疗，请您配合一下，您是平躺着还是坐着？"

患者："我坐着吧。"

护士："可以，在治疗的过程中为了防止弄脏您的衣物，我在您的肩膀上垫一条治疗巾好吗？"

患者："好的。"

护士:"我现在采用按压法为您定穴,在按压的过程中如果您有酸、麻、胀的感觉请及时告诉我。"

(按压法:一手持住患者耳轮后上方,暴露疾病在耳廓的相应部位,另一手用探棒或毫针柄、火柴梗等,轻巧缓慢、用力均匀地按压,寻找耳穴压痛点,压痛最明显处即为耳穴。)

患者:"这里感觉胀胀的。"

护士:"这是神门穴,治疗您的头晕的穴位。"

用75%的乙醇消毒局部皮肤,用王不留行籽以小方块胶布固定在耳穴部位。同种方法贴其他穴位,并进行按摩。

护士:"柴师傅,穴位都贴好了,您现在有什么不舒服吗?"

患者:"没有。"

护士:"为了增强疗效,我帮按摩这些穴位,如果您有不适或者是耳朵有温热的感觉请及时告诉我,好吗?"

患者:"好的。"

约5分钟后,患者耳朵皮肤微红。

患者:"我现在觉得耳朵热乎乎的。"

再次核对医嘱。

三、操作后的沟通:

护士:"今天治疗达到效果了。您感觉头晕好些了吗?"

患者:"感觉好多了,头也敢晃动了。"

护士:"您耳朵上的埋豆可以保留3天,还可以用手反复按压,每次1~2分钟,每日按压2~3次。在保留的过程中请不要洗澡,防止胶布打湿,如果胶布脱落或者是埋豆部位疼痛,请及时告诉我。"

患者:"好的。"

护士:"我扶您躺下休息一会。"

患者:"谢谢!"

护士:"柴师傅,您还有什么需要吗?"

患者："没有。"

护士："呼叫器我就放在您的枕边了,如果您有需要请按呼叫器,
　　　我也会随时来看您的,谢谢您的配合,祝您早日康复。"

整理床单位。酌情打开门窗,必要时撤掉屏风。

处理用物。

洗手,取口罩,记录。

第十节　小儿推拿治疗

小儿推拿治疗是在中医基本理论指导下,运用手法作用于小儿穴位的一种技术操作。通过局部刺激,可疏通经络,调动机体抗病能力,从而达到防病治病、保健强身的目的。

【目标】

遵医嘱缓解或治疗各种不明原因引起的小儿反复呼吸道感染、小儿厌食、小儿腹泻等临床症状。

【评估】

1.核对医嘱。了解患儿当前主要症状、发病部位及相关因素。

2.患儿体质及推拿部位皮肤情况。

3.患儿和家属心理状态及对此项操作的信任度。

【禁忌证】

各种出血性疾病、皮肤破损、瘢痕等部位禁止按摩。

【操作要点】

一、**环境要求**:环境宽敞明亮,治疗台清洁干燥。

二、**素质要求**:仪表端庄,衣帽整齐,修剪指甲。

三、**物品准备**:治疗盘,按摩膏,治疗巾,一次性中单。必要时备浴巾和屏风。

四、**操作程序**:

1.转抄医嘱,双人核对医嘱,评估患者家属。

2.洗手,戴口罩。备齐用物,携至床旁,向患儿及家属讲明穴位推拿的作用、方法,以取得合作。再次核对医嘱。进行腰腹部推拿时,嘱患儿先排尿。

3.协助取合理体位,松开衣着,暴露推拿部位。注意保暖。

4.准确取穴,根据患儿的症状、发病部位、年龄及耐受性,选用适宜的手法和刺激强度,进行推拿。

5.操作过程中要随时观察患儿对手法的反应,若有不适,应及时调整手法或停止操作,以防发生意外。

6.操作完毕。再次核对医嘱。协助患儿衣着,安置舒适卧位。整理床单位,评估患儿治疗效果。酌情开窗通风。

7.清理用物,用物分类消毒处理。

8.洗手,记录并签名。

【指导患儿家属】

仔细观察患儿有无哭闹及不适。

【注意事项】

1.操作前应修剪指甲,以防损伤患儿皮肤。

2.操作时用力要均匀、柔和、有力、持久,禁用暴力。

3.各种出血性疾患、皮肤破损处、瘢痕等部位,忌用此法。

【操作沟通】

一、评估时的沟通：

双人核对，转抄治疗卡，再次双人核对，携治疗卡到床前。

护　　士："您好！我是您家孩子的责任护士陈×，能告诉我孩子的名字吗？"

患者家属："他叫王×。"

护　　士："我能核对一下他的手腕带吗？"

患者家属："可以。"

核对手腕带(床号、姓名、住院号、诊断)，核对床头卡。

护　　士："您感觉孩子最近哪里不舒服？"

患者家属："孩子老是哭闹，肚子胀。"

护　　士："大姐，根据孩子的症状，遵医嘱我将为他进行小儿推拿治疗，它的作用主要是运用手法作用于孩子腹部，通过刺激，改善孩子的腹胀情况。请问他以前做过这项治疗吗？"

患者家属："没有。"

护　　士："孩子以前患过血液方面疾病吗？"

患者家属："没有。"

护　　士："这是一项简单的操作，没有什么痛苦，所以请您不用担心，孩子可能会害怕，请您配合我哄哄孩子。我能看一下孩子腹部的皮肤吗？"

患者家属："可以。"

护　　士："他腹部的皮肤完整，无破溃，适合做这项治疗。这项操作大概需要15~20分钟，您能带他去趟卫生间吗？"

患者家属："好的。"

护　　士："那请稍等，我现在去准备一下物品，我们一会儿见。"

二、操作时的沟通：

洗手,戴口罩,准备用物,携用物至病人床旁。

护　　士:"大姐,您好,能再告诉我一遍您家孩子的名字吗?"

患者家属:"他叫王×。"

护　　士:"我能再核对一下孩子的手腕带吗?"

患者家属:"可以。"

再次核对医嘱。核对手腕带(床号、姓名、住院号、诊断),核对床头卡。核对治疗部位和方法。

护　　士:"大姐,这是12床王×吧,我现在为他进行推拿治疗,请您和孩子配合一下,为了便于操作,我协助他平躺好吗?"

患者家属:"好的。"

护　　士:"在治疗的过程中为了防止弄脏孩子的衣物,我在他的身下垫一条一次性中单,我协助您把孩子身体抬一下好吗?"

患者家属:"好的。"

护　　士:"小朋友,按摩时需要暴露腹部,我帮你把衣服松开,怕你受凉,阿姨给你盖条浴巾吧!"

患　　者:"好的。"

护　　士:"小朋友真乖! 我开始给你按摩了,别害怕,我会轻轻地,要是疼了或者不舒服,你一定要告诉阿姨呀!"

患　　儿:"谢谢阿姨!

护　　士:"小朋友,今天的推拿做完了,没有哭闹,表现太棒了,你真勇敢。"

患儿家属:"谢谢你,让你费心了!"

再次核对医嘱。

三、操作后的沟通：

护　　士："大姐，请您注意观察一下孩子有无其他不适，如果有什么不舒服或大便不正常请及时告诉我，好吗？"

患者家属："好的。"

护　　士："小朋友，阿姨帮你把衣服穿上，好吗？"

患者家属："不用，我们自己来吧。"

护　　士："您和孩子还有什么需要吗？"

患者家属："没有。"

护　　士："呼叫器就在床旁，如果有需要就按呼叫器，我会很快赶到的，我也会随时来看孩子的，谢谢您的配合，祝孩子早日康复。"

整理床单位。

处理用物。

洗手，取口罩。做好记录。

第五章　刮痧疗法

　　刮痧疗法是临床常用的一种简易治疗方法,流传甚久。多用于治疗夏秋季时病,如中暑、外感、肠胃道疾病。由于本疗法无须药物,见效也快,故现仍在民间广泛应用,我国南方地区更为流行。本疗法有宣通气血,发汗解表,舒经活络,调理脾胃等功能,而五脏之俞穴皆分布于背部,刮治后可使脏腑秽浊之气通达于外,促使周身气血流畅,逐邪外出。根据现代医学分析,本疗法首先是作用于神经系统,借助神经末梢的传导以加强人体的防御机能。其次可作用于循环系统,使血液回流加快,循环增强,淋巴液的循环加快,新陈代谢旺盛。据研究证明,本疗法还有明显的退热镇痛作用。本疗法临床应用范围较广。以往主要用于痧症,现扩展用于呼吸系统和消化系统等疾病。本章主要介绍常用刮痧种类、操作方法、常见病症刮痧穴位方法及刮痧疗法的具体操作和沟通。

第一节　常用刮痧种类及操作方法

【刮痧疗法的种类】

　　刮痧方法包括持具操作和徒手操作两大类。持具操作又包括刮痧法、挑痧法、放痧法。徒手操作又叫撮痧法，具体分为揪痧法、扯痧法、挤痧法、淬痧法、拍痧法。

一、刮痧法：刮痧法又分为直接刮法和间接刮法两种。

1. 直刮法：在施术部位涂上刮痧介质后，然后用刮痧工具直接接触患者皮肤，在体表的特定部位反复进行刮拭，至皮下呈现痧痕为止。具体操作为：病人取坐位或俯卧位，术者用热毛巾擦洗病人被刮部位的皮肤，均匀地涂上刮痧介质。术者持刮痧工具，在刮拭部位进行刮拭，以刮出出血点为止。

2. 间接刮法：先在病人将要刮拭的部位放一层薄布，然后再用刮拭工具在布上刮拭，称为间接刮法。此法可保护皮肤。适用于儿童、年老体弱、高热、中枢神经系统感染、抽搐、某些皮肤病患者。

二、挑痧法：术者用针挑病人体表的一定部位，以治疗疾病的方法。

具体方法为：术者用乙醇棉球消毒挑刺部位，左手捏起挑刺部位的皮肉，右手持三棱针，对准部位，将针横向刺入皮肤，挑破皮肤约0.2～0.3厘米，然后再深入皮下，挑断皮下白色纤维组织或青筋，有白色纤维组织的地方，挑尽为止。如有青筋的地方，挑3下，同时用双手挤出瘀血。术后碘酊消毒，敷上无菌纱布，胶布固定。挑痧法必须灭菌操作，以防止感染，针刺前消除患者紧张心理，点刺时手法宜轻宜快宜浅，出血不宜过多，以数滴为宜。注意勿刺伤深部动脉。另外，病后体弱、明显贫血、孕妇和有自发性出血倾向者不宜使用。为防止晕针，患者最好采取卧位，术后休息后再走。

三、放痧法：放痧法又分为"点刺法"和"泻血疗法"：

1. 点刺法，即针刺前先推按被刺部位，使血液积聚于针刺部位，经常规消毒后，左手拇、食、中三指夹紧被刺部位或穴位，右手持针，对准穴位迅速刺入1～2分深，随即将针退出，轻轻挤压针孔周围，使出血少量，然后用消毒棉球按压针孔。此法多用于手指或足趾末端穴位，如十宣穴、十二井穴或头面部的太阳穴、印堂穴、攒竹穴、上星穴等。

2. 泻血疗法具体为：常规消毒，左手拇指压在被刺部位下端，上端用橡皮管结扎，右手持三棱针对准被刺部位静脉，迅速刺入脉中0.5~1.0分深，然后出针，使其流出少量血液，出血停止后，以消毒棉球按压针孔。当出血时，也可轻按静脉上端，以助瘀血排出，毒邪得泄。此法适用于肘窝、腘窝及太阳穴等处的浅表静脉，用以治疗中暑、急性腰扭伤、急性淋巴管炎等病。

放痧法必须灭菌操作，以防止感染，针刺前消除患者紧张心理，点刺时手法宜轻宜快宜浅，出血不宜过多，以数滴为宜。注意勿刺伤深部动脉。另外，病后体弱、明显贫血、孕妇和有自发性出血倾向者不宜使用。为防止晕针，患者最好采取卧位，术后休息后再走。

四、揪痧法：指在施术部位涂上刮痧介质后，然后施术者五指屈曲，用自己食、中指的第二指节对准施术部位，把皮肤与肌肉揪起，然后瞬间用力向外滑动再松开，这样一揪一放，反复进行，并连续发出"巴巴"声响。在同一部位可连续操作6~7遍，这时被揪起部位的皮肤就会出现痧点。

五、扯痧法：扯痧疗法是医者用自己的食指、大拇指提扯病者的皮肤和一定的部位，使表浅的皮肤和部位出现紫红色或暗红色的痧点。此法主要应用于头部、颈项、背部、面部的太阳穴和印堂穴。

六、挤痧法：医者用大拇指和食指在施术部位用力挤压，连续挤出一块块或一小块紫红痧斑为止。

七、淬痧法：用灯心草蘸油，点燃后，在病人皮肤表面上的红点处烧燃，手法要快，一接触到病人皮肤，立即离开皮肤，往往可听见十分清脆的灯火燃烧皮肤的爆响声。适用于寒证。如见腹痛，手足发冷等。

八、拍痧法：用虚掌拍打或用刮痧板拍打体表施术部位，一般为痛痒、胀麻的部位。

【刮痧工具及操作方法】

一、刮痧工具：现在刮痧使用的工具很多。比较常用的为刮痧板和润滑剂。刮痧板可用水牛角或木鱼石制作而成，要求板面洁净，棱角光滑。润滑剂多选用红花油、石蜡油、麻油或刮痧专用的活血剂。

二、刮痧介质：刮痧油、刮痧乳、石蜡油。

三、握持刮痧板方法：一般为单手握板，将刮痧板放置掌心，一侧由拇指固定，另一侧由食指和中指固定，或由拇指以外的其余四指固定。刮痧时利用指力和腕力使刮痧板与皮肤之间约呈45度为宜。

四、刮痧的次序：选择刮痧部位顺序的总原则为先头面后手足，先胸腹后背腰，先上肢后下肢，逐步按顺序刮痧。

五、刮痧的方向工具：总原则为由上向下，由内向外，单方向刮拭，尽可能拉长距离。胸部正中应由上向下，肋间则应由内向外；背部、腰部、腹部则应由上向下，逐步由内向外扩展。

六、刮痧的时间：刮痧时间包括每次治疗时间、刮痧间隔和疗程：

1. 每个部位一般刮拭20～30次，通常一个患者选3～5个部位；局部刮痧一般刮拭10～20分钟，全身刮痧宜20～30分钟。

2. 两次刮痧之间宜间隔3～6天，或以皮肤上的痧退、手压皮肤无痛感为宜；若病情需要，或刮痧部位的痧斑未退，不宜在原部位进行刮拭，可另选其他相关部位进行刮拭。

七、刮痧的程度：包括刮拭的力量强度和出痧程度。

1. 刮痧时用力要均匀，由轻到重，以能承受为度。

2. 一般刮至皮肤出现潮红、紫红色等颜色变化，或出现粟粒状、丘疹样斑点，或片状、条索状斑块等形态变化，并伴有局部热感或轻微疼痛。对一些不易出痧或出痧较少的患者，不可强求出痧。

八、刮痧的手法：刮痧疗法的操作手法有平刮、竖刮、斜刮、角刮。

1. 平刮：就是用刮板的平边，着力于施术部位，按一定方向进行较大面积的平行刮拭。

2. 竖刮：就是用刮板的平边，着力于施刮的部位上，方向为竖直上下而进行的大面积刮拭。

3. 斜刮：就是用刮板的平边，着力于施术部位上，进行斜向刮拭。适用于人体某些部位不能进行平、竖刮的情况下所采用的操作手法。

4. 角刮：用刮板的棱角和边角，着力于施术的部位上，进行较小面积或沟、窝、凹陷地方的刮拭，如鼻沟、耳屏、神阙、听宫、听会、肘窝、关节等处。

九、刮痧的补泻手法：刮痧疗法同针治疗法一样，分为补法、泻法和平补平泻法。刮痧疗法的补泻作用，取决于操作力量的轻重、速度的急缓、时间的长短、刮拭的长短、刮拭的方向等诸多因素。

1. 补法：刮拭按压力小，刮拭速度慢，刺激时间较长。适用于年老、体弱、久病、重病或体形瘦弱之虚证患者。

2. 泻法：刮拭按压力大，刮拭速度快，刺激时间较短。适用于年轻体壮、新病、急病、形体壮实的患者。

3. 平补平泻法：介于补法和泻法之间。有三种刮拭方法。第一种为按压力大，刮拭速度慢；第二种为按压力小，刮拭速度快；第三种为按力中等，速度适中。常用于正常人保健或虚实兼见证的治疗。

选择痧痕点个数少者为补法，选择痧痕点数量多者为泻法。操作的方向顺经脉运行方向者为补法；操作的方向逆经脉运行的方向者为泻法。刮痧后加温灸者为补法；刮痧后加拔罐者为泻法。

【注意事项】

1. 一定要先在施术部位涂抹一定量的介质后进行。这样不仅可以减少刮板与皮肤的摩擦，降低对皮肤的损害，而且更可以增强渗透力，加大治疗功效。

2. 在患者体表施术时，施术者应根据患者的自身和疾病的特点掌握力度和控制时间进行刮痧治疗。

(1)"实则重之,虚则轻之"。体质较强、病属实证、病情较重的患者用力稍重,时间稍长些;体质虚弱、病属虚证、病情稍轻的患者用力则轻些,时间短些。

(2)治疗操作时还要密切观察患者局部情况和注意询问患者的主观感受。

(3)对于某些血液疾病、传染性疾病、脏器严重受损等特殊情况的病人不应使用刮痧疗法,或在医生严格指导下进行。

第二节　常见病症刮痧的部位及方法

【颈椎病(肩颈痛为主症)】

临床表现:患者自觉肩背部、臂部酸痛,头痛、头晕,颈部僵硬,甚至出现颈肩或上肢活动功能受限,病变棘突及患侧肩胛内上角常有压痛等。

一、常用刮痧部位:

1. 颈肩部:

(1)督脉经～风府至身柱(面刮法)。

(2)足少阳胆经～双侧风池至肩井(面刮法)。

(3)足太阳膀胱经～双侧天柱至大杼(面刮法)。

2. 背部:手太阳小肠经～双侧天宗(面刮法+手法点按)。

二、常用经穴及刮法:

1. 风府定位:在项后正中,枕骨粗隆下两筋之间凹陷中。

2. 身柱定位:在第三胸椎下凹陷中。

3. 风池定位:枕骨下两侧,风府穴旁大筋(斜方肌)外,后头骨下凹陷中。

4. 肩井定位:大椎穴与肩峰连线中点凹陷中。

5. 天柱定位:督脉哑门穴旁开1.3寸,当项后发际内斜方肌外侧。

6. 大杼定位:第一胸椎棘突旁开1.5寸。

7. 天宗定位:肩胛冈下窝的中央。

【感冒】

一、临床表现:头痛、发热、鼻塞、流涕、打喷嚏等。

二、常用刮痧部位:

1. 头部:

(1)督脉经～百会至哑门(厉刮法)

(2)足少阳胆经～双侧风池 (面刮法)

(3)手阳明大肠经～双侧迎香(面刮法)

2. 背部:督脉经～大椎至至阳(面刮法)

3. 以头痛为主要症状的感冒则加:

(1)经外奇穴～双侧太阳 (点按法/角刮法)

(2)足少阳胆经～风池 (角刮法)

(3)督脉经～百会(点按法/角刮法)

4. 以发热为主要症状的感冒则加:手阳明大肠经～曲池、合谷(面刮法/点按法/角刮法)

5. 局部疼痛较重者加"阿是穴"。

第三节　刮痧疗法

刮痧疗法是应用边缘钝滑的器具,如牛角刮板、瓷匙等物,在患者体表一定部位反复刮动,使局部皮下出现瘀斑的一种治疗方法。

此法可疏通腠理,使脏腑秽浊之气通达于外,促使周身气血流畅,逐邪外出,从而达到治疗疾病的目的。

【目标】

1. 遵照医嘱进行治疗,缓解或解除外感风邪所致高热头痛、咳嗽、咽喉肿痛、恶心呕吐、腹痛腹泻等症状。

2. 主要用于痧症或风湿痹痛等,使脏腑秽浊之气通达于外,促使周身气血流畅,达到治疗疾病的目的。

【评估】

1. 评估患者证候表现,遵医嘱辨证选择刮痧油及刮痧方向。

2. 了解当前主要症状、临床表现、既往史及相关因素。

3. 评估患者体质及刮痧部位皮肤情况。

4. 对疼痛的耐受程度、当前心理状态。

5. 评估患者对此项操作技术信任度。

【禁忌证】

1. 有出血倾向的疾病,如血小板减少症、白血病、过敏性紫癜症等不宜用泻刮手法,宜用补刮或平刮法。如出血倾向严重者应暂不用此法。

2. 体型消瘦者慎用,局部皮肤瘀斑、水疱、瘢痕、炎症、破溃、有出血倾向等情况者禁止刮痧。

3. 新发生的骨折患部不宜刮痧,须待骨折愈合后方可在患部补刮。外科手术瘢痕处亦应在两个月以后方可局部刮痧。恶性肿瘤患者手术后,瘢痕局部处慎刮。

4. 原因不明的肿块及恶性肿瘤部位禁刮,可在肿瘤部位周围进行补刮。

5.妇女月经期下腹部慎刮,妊娠期下腹部禁刮。

【操作要点】

一、环境要求:环境宽敞明亮,治疗台清洁干燥。

二、素质要求:仪表端庄,衣帽整齐,修剪指甲。

三、物品准备:治疗盘,刮具(牛角刮板、瓷匙等),治疗碗内盛少量清水或药液,一次性中单,弯盘。必要时备浴巾和屏风。

四、操作程序:

1.转抄医嘱,双人核对医嘱,评估患者。

2.洗手,戴口罩。备齐用物,携至床旁,做好解释,取得合作。再次核对医嘱。

3.协助患着取合理体位,暴露刮痧部位,冬季注意保暖。

4.根据病情或医嘱,确定刮痧部位。常用部位有头颈部、背部、胸部及四肢。

5.检查刮具边缘是否光滑、有无缺损,以免划破皮肤。

6.手持刮具,蘸水或药液,在选定的部位,从上至下刮擦皮肤,要向单一方向,不要来回刮。用力要均匀,禁用暴力。

7.如刮背部,应在脊椎两侧沿肋间隙呈弧线由内向外刮,根据个体情况刮数条。

8.刮动数次后,当刮具干涩时,需及时蘸湿再刮,直至皮下出现红色或紫红色为度。

9.刮治过程中,随时询问患者有无不适,观察病情及局部皮肤颜色变化,及时调节手法力度。

10.刮痧完毕,清洁局部皮肤。再次核对医嘱。协助患者衣着,安置舒适卧位,整理床单位,评估患者治疗效果,询问患者需求。酌情开窗通风。

11.清理用物,用物分类消毒处理。

12.洗手,记录并签名。

【指导患者】

1. 操作前：刮痧时局部可有疼痛、灼热感。

2. 操作中：出现头晕、恶心、四肢无力等情况，应及时告知。

3. 治疗后：刮痧部位可出现痧点或瘀斑为出痧，出痧后1~2天，皮肤可能轻度疼痛、发痒，属正常现象。刮痧后局部注意保暖，多喝热水，避风寒，3小时内避免洗浴。

【注意事项】

1. 保持空气新鲜，应注意室内保暖，尤其是在冬季应避寒冷与风口。夏季刮痧时，应回避风扇直接吹刮痧部位。

2. 每次只治疗一种病症。操作中用力要均匀，勿损伤皮肤。每次治疗时刮痧时间不可过长，严格掌握每次刮痧只治疗一种病症的原则。

3. 刮痧过程中要随时观察病情变化，发现异常，立即停刮，报告医师，配合处理。

4. 刮痧出痧后饮一杯温开水（最好为淡糖盐水），并休息15~20分钟。刮痧完毕后嘱患者饮热水一杯，保持情绪安定，饮食宜清淡，忌食生冷油腻之品。

5. 刮痧出痧后30分钟以内忌洗凉水澡。刮痧完毕后一般约3小时即可洗浴。

6. 刮痧疗法对皮肤有一定的损伤，所以一次刮完后要等一段时间，一般为5~7天，再进行第二次刮痧疗法。前一次刮痧部位的痧斑未退之前，不宜在原处进行再次刮试出痧。再次刮痧时间需间隔3~6天，以皮肤上痧退为标准。

7. 刮痧过程中可能出现的意外及处理：有可能像晕针一样出现晕刮。

（1）晕刮出现的症状为头晕，面色苍白、心慌、出冷汗、四肢发冷，恶心欲吐或神昏扑倒等。

（2）预防措施：空腹、过度疲劳患者忌刮；低血压、低血糖、过度虚弱和神经紧张特别怕痛的患者轻刮。

（3）急救措施：迅速让患者平卧；让患者饮用1杯温糖开水；迅速用刮板刮拭患者百会穴（重刮）、人中穴（棱角轻刮）、内关穴（重刮）、足三里穴（重刮）、涌泉穴（重刮）。

8.使用过的刮具，应消毒后备用。

【操作沟通】

一、评估时的沟通：

双人核对，转抄治疗卡，再次双人核对，携治疗卡到床前。

护士："您好！我是你的责任护士王小丽，能告诉我您的名字吗？"

患者："我叫李淑琴。"

护士："我能核对一下您的手腕带吗？"

患者："可以。"

核对手腕带（床号、姓名、住院号、诊断），核对床头卡。

护士："11床，李淑琴，您哪里不舒服？"

患者："昨天进食后就开始腹痛腹泻。"

护士："根据您的症状，遵医嘱进行刮痧治疗，此法可疏通腠理，使脏腑秽浊之气通达于外，促使周身气血流畅，逐邪外出，从而达到治疗疾病的目的，您配合我，好吗？"

患者："好的。"

护士："您以前做过这项治疗吗？"

患者："没有。"

护士："这项治疗没有什么痛苦，不用紧张，您以前患过出血性疾病吗？经常会有皮下出血现象吗？"

患者："都没有。"

护士："您是在月经期吗？"

患者:"没有,月经刚干净5天。"

护士:"今天为您刮痧的部位在腹部,我能看看您腹部的皮肤吗?"

患者:"可以。"

护士:"您局部皮肤完好,可以行刮痧治疗,请问您需要去趟卫生间吗?"

患者:"不用。"

护士:"好吧,我去准备用物,请稍等。"

根据病情酌情关闭门窗。

二、操作时的沟通:

洗手,戴口罩,准备用物,携用物至病人床旁。

护士:"您好,能再告诉我一遍您的名字吗?"

患者:"可以,我叫李淑琴。"

再次核对医嘱。核对手腕带(床号、姓名、住院号、诊断),核对床头卡。核对治疗部位和方法。

护士:"李淑琴大姐,为了使您早点康复,我现在给你进行刮痧治疗,您能配合我吗?"

患者:"可以。"

护士:"刮痧时,最好不要空腹,请问您吃饭了吗?"

患者:"吃过了。"

护士:"今天刮痧的部位在腹部,我扶您躺下好吗?"

患者:"好的。"

护士:"在治疗的过程中为了避免弄脏您的衣物,我在您的身下垫一条一次性中单,我协助您抬一下身体好吗?"

患者:"好的。"

暴露刮痧部位,注意保暖,再次核对,确定部位,检查刮具边缘有无缺损,蘸湿刮具在选定部位从上往下刮、向单一方向,不要来回刮,禁止暴力。如皮肤干涩,随时蘸湿再刮,直到皮肤红紫,随时观察病情,发现异常,应立即停刮。

护士:"李大姐,您感觉怎么样?"

患者:"挺好的。"

护士:"您的皮肤已出现红紫色,这属于正常现象,我把您腹部的
　　　皮肤清洁一下?"

患者:"谢谢您!"

再次核对医嘱。

三、操作后的沟通:

护士:"大姐,我帮你把衣服穿上,您觉得这个体位合适吗?"

患者:"挺好的。"

护士:"刮痧后不要受凉,这两天您要吃清淡点,忌生冷油腻之
　　　品,刮痧后30分钟以内忌洗凉水澡,3小时后才可洗浴,我
　　　给您倒杯热水喝吧。"

患者:"好的,谢谢! 我记住了。"

护士:"您还有其他需要吗?"

患者:"没有。"

护士:"如果有需要,呼叫器放在这,请你随时叫我。那您休息一
　　　会,我等会儿再来看您。"

整理床单位。

处理用物。

洗手,取口罩,做好记录。

第六章　熏蒸药浴法

　　中药熏蒸是以热药蒸汽为治疗因子的化学、物理综合疗法。中药熏蒸无论是理论还是实践均亦有相应发展,逐渐泛用于休闲保健、康复疗养和临床治疗疾病的诸多方面辨证施治,疗效独到,有内服药物所不能发挥的医疗作用,操作十分方便,患者可在自感舒适,熏蒸排出邪毒,使治疗过程成为中药桑拿式的享受过程,有助于消除患者的紧张感、不适感,提高对药物治疗的接受度,调动患者"正气"的自主性抗病祛病能力。

　　中药药浴疗法可以通过局部洗浴治疗全身疾病。治病范围广泛。中医学认为,人体内脏和表体各组织器官是一个有机的的整体。故药浴液中的有效成分通过局部进入体内以调整脏腑功能而治病求本。药浴用药与内服药一样,亦需遵循处方原则,辨病辨证选药。即根据各自的体质、时间、地点、病情等因素,选用不同的方药,各司其所。

　　本章主要介绍熏蒸分类、熏蒸方与适应证,详细介绍了熏蒸法、熏洗法、全身药浴法、中药坐浴法、中药足浴法的具体操作和沟通。

第一节 熏蒸的分类、熏蒸方及适应证

【分类】

一、**传统熏蒸法**：把药放在器具里（不锈钢的，瓷的，瓷砂的），然后加些水煮沸，找好合适的姿势，把要熏蒸的部位放在器具以上用蒸汽熏蒸，注意避免烫伤，熏蒸时间大约20分钟到20分钟，最后关火。

二、**时尚熏蒸法**：采用中药熏蒸机（药浴机），全自动人性化设计。把中药包放在中药煮蒸器中煎煮，使用者只要坐在机器里面享受蒸汽浴20分钟。熏蒸床自动控温，自动进水，补水，排水，还配有方便治疗的清洁淋浴花洒和立体音响（收音机、外接CD），熏蒸治疗与音乐治疗相结合。

【熏蒸方与适应证】

一、1号方：

1. 处方：苍术、秦艽、海风藤、益母草、伸筋草、威灵仙、雷公藤、木瓜各45g；甘草、川芎各30g；症状重者，加马钱子10g或生川乌、生草乌各10g。

2. 适应证：

（1）痹证导致的关节肿胀、疼痛和活动受限等。

（2）骨关节炎、肌腱炎、筋膜炎、腱鞘炎、脉管炎等。

（3）肩周炎、颈椎病、落枕等，此类病常因风寒、体弱、劳累及韧带退行性病变所致。

（4）腰酸背痛症：常见于腰肌劳损、腰背软组织挫伤、腰部软组织无菌性炎症。

二、2号方：

1.处方：鱼腥草、五味子、麻黄、白术、淫羊藿、制半夏、车前草、当归、连翘各45g。

2.适应证：哮喘：常因寒冷、伤风感冒及呼吸道炎症诱发，其内源病因是呼吸系统自身的过敏性体质。施以全身熏蒸，常可收缓解症状。

三、3号方：

1.处方：柴胡、桔梗、金银花、连翘、菊花、大头花、荆芥、防风、枳壳各45g。

2.适应证：伤风感冒、恶寒发热：伤风感冒为一常见病，一般症状一、二次熏蒸即可明显减轻症状。熏蒸治疗的同时，应清淡饮食、多饮开水并适当卧床休息，可加速痊愈。

四、4号方：

1.处方：金银花、苦参、菊花、蛇床子、苦楝皮、白皮各45g，黄芩、黄柏、鱼腥草各60g。

2.适应证：

（1）体癣湿疮、虫咬皮炎、接触性皮炎、过敏性皮炎等。

（2）妇科带下症、阴痒、阴蚀等症。

五、5号方：

1.处方：柴胡、白芍、甘草、当归、益母草、木香各45g，淡竹叶30g。

2.适应证：痛经：痛经以小腹痛为主，严重时常伴有面色苍白、冷汗淋漓、四脚发冷等，常因气滞血瘀、气血虚弱、亏损而引起。

六、6号方：

1.处方：大红花、大黄、车前子、芙蓉、芦荟各45g，山栀、白术、当归各30g。

2.适应证：减肥健美。

七、7号方：

1.处方：肉苁蓉、菟丝子、淫羊藿、牛膝、枸杞子、黄芪、地黄、杜仲各45g，木香30g

2.适应证：用于益肾壮阳健体。

八、8号方：

1.处方：党参、黄芪、当归、益母草、苍术、丹参、绞股蓝、枳壳、牛膝、川芎各45g。

2.适应证：

（1）失眠症、抑郁症、焦虑症、头痛症、精神障碍、精神分裂等精神类疾病。

（2）脑血管意外后遗症常造成肢体功能障碍。

九、9号方：

1.处方：泽泻、车前草、麻黄、丹参、益母草、淫羊藿、刺五加、党参、白术各45g。

2.适应证：肾功能衰竭、尿毒症可发汗利水排毒。

第二节　中药熏蒸法

中药熏蒸法又叫蒸汽治疗疗法、汽浴治疗疗法、中药雾化透皮治疗疗法，是以中医理论为指导，利用药物煎煮后所产生的蒸汽，通过熏蒸机体达到治疗目的的一种中医外治治疗疗法。

【目标】

1.遵照医嘱进行治疗各类精神疾病、风湿类、骨伤类、皮肤类病、内科、妇科痛经、闭经等。

2. 消毒杀菌,清除疲劳,活化细胞,有效改善体质,增强免疫能力。改善人体各种机能。

3. 改善睡眠、减肥瘦身、美容除斑、预防治疗冻伤。

【评估】

1. 核对医嘱。了解当前的主要症状、发病部位、有无药物过敏及相关因素。

2. 妇科患者评估胎、产、经、带情况。

3. 患者的体质及皮肤情况。

4. 患者年龄,当前心理状态。

【禁忌证】

1. 高血压、心脏病、急性脑出血、重度贫血、动脉硬化症、重症精神病等患者禁做。

2. 饭前饭后半小时内、饥饿、过度疲劳。

3. 妇女妊娠及月经期。

4. 急性传染病。

5. 有开放性创口、感染性病灶、年龄过大或体质特别虚弱的人。

6. 对药物过敏者。

【操作要点】

一、环境要求:环境宽敞明亮,治疗台清洁干燥。

二、素质要求:仪表端庄,衣帽整齐,修剪指甲。

三、物品准备:熏蒸床,中药协定方,特制药袋,专用衣裤一套,大毛巾,冲淋室,冲淋物品一套,拖鞋,毛巾等。

熏蒸中药准备:先将药物装入药袋,并用绳子把药袋口扎紧(防止药渣外漏,堵塞蒸气孔),放入塑料盆内加温水浸泡半小时后,将药袋和水一同放入蒸锅内,再加适当的水,盖紧锅盖避免输气管扭曲。

四、操作程序：

1. 转抄医嘱，双人核对医嘱，评估患者。做好解释，取得合作。

2. 洗手，戴口罩。

3. 接通电源，打开总开关，根据要求在控制面板上设定各参数。

4. 备齐用物，陪同病人至熏蒸治疗室，再次核对医嘱。

5. 当听到电脑语音提示舱内温度达到37℃后，请患者脱去外衣，换上专用衣裤，协助病人进入治疗熏蒸舱，合上治疗舱盖，头部暴露于治疗舱外，颈部用毛巾围裹，以防气雾外漏。指导患者调整到自感舒适的卧姿状态下接受治疗。

6. 舱内温度应自动控制在39～42℃，治疗时间不宜超过30分钟。每日一次，两周为一个疗程。在治疗中，温度和时间可根据病人的体质、耐受程度而定。

7. 治疗过程中要加强巡视，密切注意观察患者的身体状况，如有头晕、心慌、胸闷等不适感觉，应停止熏蒸，让患者卧床休息。对初次使用者，尤其是老人、体弱者，在治疗时间和温度上应循序渐进，护士要守候在旁，随时观察询问。及时协助病人饮温开水。

8. 治疗完毕。协助病人出熏蒸舱，并及时冲淋清洗皮肤表面残留的药物。再次核对医嘱。更换衣服，并饮用约300毫升温开水或果汁等。

9. 陪同病人回病房，安置舒适体位，整理床单位，评估患者治疗效果，询问患者需求。

10. 清理用物，用物分类消毒处理。治疗舱消毒按常规消毒保养。

11. 洗手，记录并签名。

【指导患者】

告知患者在中药熏蒸的过程如有不适，如心慌气短、温度过高或过低，及时与医务人员沟通。

【注意事项】

1. 操作环境宜温暖,关闭门窗。暴露熏蒸部位,注意遮挡,保护患者隐私及注意保暖。

2. 熏蒸时在熏蒸部位加熏蒸罩,以免蒸汽流失,影响疗效。及时调节药液温度,防止烫伤。熏蒸温度以 39~42℃为宜。熏蒸时间以 20~30 分钟为宜,初次应缩短熏蒸时间。小儿及智能低下,年老体弱者熏蒸时间不易过长,需家属陪同。

3. 在中药熏蒸的过程中,询问患者的感受,观察患者局部及全身的情况,有无恶心、呕吐、胸闷、气促、心跳加快等不适。严防汗出虚脱或头晕,若有不适,立即停止操作,报告医师,遵医嘱予以处置。治疗过程中应嘱患者适当饮水。

4. 熏蒸完毕时清洁局部皮肤,协助着衣并喝300~500毫升的白开水,30分钟后方可外出,防止汗出当风。

5. 治疗期间避免进食辛辣、油腻、甘甜等食物。停用各种洗面奶。

6. 熏蒸浴具要注意消毒,避免交叉感染。

【操作沟通】

一、评估时的沟通:

双人核对,转抄治疗卡,再次双人核对,携治疗卡到床前。

护士:"您好! 我是你的责任护士李×,能告诉我您的名字吗?"

患者:"我叫张×。"

护士:"我能核对一下您的手腕带吗?"

患者:"可以。"

核对手腕带(床号、姓名、住院号、诊断),核对床头卡。

护士:"45 床张×,你是哪里不舒服?"

患者:"我主要是全身感觉发凉。"

护士:"根据您的症状,遵医嘱给您行熏蒸治疗,它是利用药物煎煮后所产生的蒸汽,通过熏蒸机体达到治疗目的的一种中医外治疗法。您以前做过这项治疗吗?"

患者:"没有。"

护士:"这项治疗简单、实用,没有痛苦,您不要担心。您以前对什么药物过敏吗?"

患者:"没有。"

护士:"您以前有高血压、心脏病吗?"

患者:"没有。"

护士:"您早上吃饭了吗?"

患者:"吃了。"

护士:"是在经期吗?"

患者:"没有,月经干净三天了。"

护士:"阿姨,您身上皮肤有破溃吗?"

患者:"没有。"

护士:"这项治疗约需要30分钟,您需要去趟卫生间吗?"

患者:"不用了,谢谢您!"

护士:"阿姨,您可以提前喝点儿温开水,休息会儿,我们等会儿见。"

关闭门窗,根据季节调节室温。接通电源,打开总开关,根据要求在控制面板上设定各参数。

二、操作时的沟通:

洗手,戴口罩,准备用物,携用物至病人床旁。

护士:"您好,能再告诉我一遍您的名字吗?"

患者:"可以,我叫张×。"

再次核对医嘱。核对手腕带(床号、姓名、住院号、诊断),核对床头卡。核对治疗部位和方法。

护士:"阿姨,我们现在开始进行治疗,您准备好了吗?"

患者:"准备好了。"

当听到电脑语音提示舱内温度达到37℃后。

　　护士："现在温度可以了,我帮您脱去外衣,裹上浴巾,协助您进入治疗熏蒸舱,好吗?"

　　患者："好的。"

　　治疗舱内温度适宜,患者进入浴室,去浴巾,躺于熏蒸床上。合上治疗舱盖,头部暴露于治疗舱外,颈部用毛巾围裹,以防气雾外漏。

　　护士："阿姨,您感觉怎么样? 有什么不舒服的地方吗? 您可以在舱内调整到自感舒适的卧姿状态下进行治疗。"

　　患者："好,现在感觉挺舒服的。"

　　护士："您觉得熏蒸的温度是否合适?"

　　患者："我觉得挺好的。"

　　护士："我看你出汗比较多,我喂您喝杯热水吧。"

　　患者："好的。"

　　护士："阿姨,舱内温度自动控制在39～42℃,治疗时间不宜超过30分钟。每日一次,两周为一个疗程。如果温度不合适或者有什么不舒服随时告诉我,好吗?"

　　患者："好的。"

　　随时观察患者面色、脉搏、呼吸以防虚脱或休克的发生。

三、操作后的沟通:

　　治疗完毕提示病人出熏蒸舱,并及时冲淋清洗皮肤表面残留的药物。再次核对医嘱。更换衣服,陪同病人回病房,安置舒适体位。

　　护士："阿姨,治疗时间到了,我扶您起来,帮您用温水冲去药液,穿好衣服后,扶您回病房休息一会儿,好吗?"

　　患者："好的,谢谢您!"

　　护士："您刚出汗较多,为了补充水分,需要再喝杯温开水,好吗?"

　　患者："好的,谢谢您!"

　　护士："阿姨,您30分钟后再起床活动,30分钟内不要外出或用凉水,以免受凉。治疗期间尽量吃些清淡的饮食,适当控制油腻食物。另外在治疗期间不要使用各种洗面奶。"

患者:"知道了。"

护士:"您还有什么需要吗?"

患者:"没有了。"

护士:"如果有需要,呼叫器放在床旁,您随时叫我,我等会儿再来看你。"

整理床单位,酌情打开门窗。

处理用物,用物分类消毒处理。治疗舱按常规消毒保养。

洗手,取口罩,做好记录。

第三节　中药熏洗法

中药熏洗法是将药物煎汤,趁热在患处熏腾、淋洗或浸浴,以达到疏通腠理、祛风除湿、清热解毒、杀虫止痒作用的一种治疗方法。

【目标】

1.遵照医嘱进行治疗,缓解患者的关节疼痛、肿胀、屈伸不利、皮肤瘙痒等症状。

2.减轻眼科疾病引起的眼结膜红肿、痒痛、糜烂等症状;促进肛肠疾患的伤口愈合;缓解妇科会阴部瘙痒等症状。

【评估】

1.核对医嘱。了解当前的主要症状、发病部位及相关因素。

2.妇科患者评估胎、产、经、带情况。

3.患者的体质及熏洗处皮肤情况。

4.患者年龄,当前心理状态。

5.评估患者有无药物及皮肤过敏。

【禁忌证】

1.孕妇及经期妇女不宜外阴部熏洗。

2.心、肺、脑病患者,水肿患者,体质虚弱及老年患者慎用。

【操作要点】

一、环境要求:环境宽敞明亮,治疗台清洁干燥。

二、素质要求:仪表端庄,衣帽整齐,修剪指甲。

三、物品准备:治疗盘,药液,熏洗盆(根据熏洗部位的不同,也可备坐浴椅、有孔木盖浴盆及治疗碗等),水温计,必要时备屏风及换药用物。

四、操作程序:

1.转抄医嘱,双人核对医嘱,评估患者。

2.洗手、戴口罩。备齐用物,携至床旁,做好解释,取得合作。再次核对医嘱。

3.根据熏洗部位协助患者取合适体位,暴露熏洗部位,必要时用屏风遮挡,冬季注意保暖。

4.根据熏洗部位进行熏洗。

(1)眼部熏洗时,将煎好的药液趁热倒入治疗碗,眼部对准碗口进行熏腾,并用纱布蘸洗眼部。

(2)四肢熏洗时,将药物趁热倒入盆内,患肢架于盆上,用浴巾或布单围盖后熏腾。待温度适宜时,将患肢浸泡于药液中泡洗。

(3)阴部熏洗时,将药液趁热倒入盆内,上置带孔木盖,协助患者脱去内裤,坐在木盖上熏腾。待药液不烫时,拿掉木盖,坐入盆中泡洗。

5.熏洗过程中,密切观察患者的反应,了解其生理及心理感受。

若感到不适,应立即停止,协助患者卧床休息。

6. 用温度计测量温度,当药液温度降至 38～41℃时,进行泡洗,药液偏凉时,及时更换药液。

7. 熏洗完毕,清洁局部皮肤。再次核对医嘱。协助衣着,安置舒适卧位。整理床单位,评估者治疗效果,询问患者需求。酌情开窗通风。

8. 清理用物,用物分类消毒处理。

9. 洗手,记录并签名。

【指导患者】

治疗过程中避免烫伤。

【注意事项】

1. 操作环境宜温暖,关闭门窗。暴露熏洗部位,注意遮挡,注意为患者保暖及保护隐私,冬季尽量加盖衣被。

2. 根据熏洗部位,选用合适物品,如眼部,用治疗碗内盛药液,上盖有孔纱布,患眼对准小孔进行熏洗。外阴部取坐浴盆、椅,上盖有孔木盖,坐在木盖上进行熏腾,必要时可在浴室进行。

3. 在伤口部位进行熏洗时,按无菌技术操作进行。

4. 熏洗时间不宜过长,以 20～30 分钟为宜。

5. 治疗过程中询问患者的感受,及时调节药液温度。熏洗药药液温度以 50～70℃为宜,当药液温度降至 38～41℃时,方可泡洗,以防烫伤。

6. 包扎部位熏洗时,应揭去敷料。熏洗完毕后,更换消毒敷料。

7. 操作中观察患者局部及全身的情况,若有不适,立即报告医师,遵医嘱处理。

8. 中药熏洗后要休息 30 分钟方可外出,防止外感。

9. 所用物品需清洁消毒,用具一人一份一消毒,避免交叉感染。

【操作沟通】

一、评估时的沟通：

双人核对,转抄治疗卡,再次双人核对,携治疗卡到床前。

护士:"您好！我是你的责任护士李×,能告诉我您的名字吗?"

患者:"我叫莫×。"

护士:"我能核对一下您的手腕带吗?"

患者:"可以。"

核对手腕带(床号、姓名、住院号、诊断),核对床头卡。

护士:"8床,莫×,您哪里不舒服?"

患者:"我双手掌指关节肿胀、疼痛。"

护士:"根据您的病情,遵医嘱为您进行中药熏洗治疗,它是将药物煎汤,趁热在患处先熏后洗,以达到疏通腠理,祛风除湿,清热解毒的一种治疗方法。您做过这项治疗吗?"

患者:"没有。"

护士:"这项治疗比较简单,没有痛苦,您不用紧张,您以前对什么药物过敏吗?"

患者:"没有。"

护士:"您以前患有高血压、心脏病或者其他慢性病吗?"

患者:"我有高血压,没有其他疾病,血压一直控制得比较理想。"

护士:"您月经来了没有?"

患者:"来了,月经已经干净8天了。"

护士:"我能看一下您双手的皮肤吗?"

患者:"可以。"

护士:"您双手的皮肤完好,可以行熏洗治疗,此项治疗约需30分钟,您需要去趟卫生间吗?"

患者:"不去,谢谢您！"

护士:"阿姨,您先坐这休息一会,我去准备用物,马上就来。"

根据病情,酌情关闭门窗。

二、操作时的沟通:

洗手,戴口罩,准备用物,携用物至病人床旁。

护士:"您好,能再告诉我一遍您的名字吗?"

患者:"可以,我叫莫×。"

再次核对医嘱。核对手腕带(床号、姓名、住院号、诊断),核对床头卡。核对治疗部位和方法。根据熏洗部位协助患者合适体位,暴露熏洗部位,必要时用屏风遮挡,冬季注意保暖。根据熏洗部位进行熏洗。

护士:"莫×阿姨,您是双手掌指关节肿胀、疼痛吗?"

患者:"是的。"

护士:"我现在为您进行中药熏洗治疗,准备好了吗?"

患者:"已经准备好了,开始吧。"

护士:"好的,我先扶您坐下,为了更好地暴露熏洗部位,我把您的袖子卷起来好吗?"

患者:"好的。"

将药液趁热倒入容器内,测量药液温度。

护士:"阿姨,现在药液温度62℃,温度较高,请将您的双手放在容器上方进行熏洗,我给您盖上治疗巾,这样中药散热比较慢,能更有效地治疗,待温度适宜时,再将双手浸泡于药液中泡洗。现在千万不要放进去了,注意不要烫伤。"

患者:"好的,我会注意的,谢谢您!"

护士:"阿姨,您感觉怎么样?有什么不舒服的吗?看您出汗了,口渴吗?我喂您喝点水吧?"

患者:"好的,谢谢!"

用温度计测量温度,药液温度降至38~41℃时。

护士:"阿姨,现在温度40℃,适合浸泡,请将您的双手放在双手浸泡在药液中泡洗,如果温度偏凉就及时把手拿出来。"

患者："好的。"

护士："我能看一下您双手的皮肤吗？"

患者："可以。"

护士："皮肤完整，无水疱，如果您觉得双手的皮肤瘙痒、疼痛不适，请及时告诉我，好吗？"

患者："好的，请你放心，如有不适我会告诉你的。"

三、操作后的沟通：

护士："阿姨，现在水温是35度，可以将您的双手拿出来，我帮你擦干。"

患者："可以，谢谢你了。"

再次核对医嘱。

护士："您需要喝水吗？"

患者："不用了。"

护士："那我扶您躺下来休息一会儿。"

患者："好的。"

护士："阿姨，您休息一会儿再起床活动，30分钟内不要用凉水洗手。"

患者："知道了。"

护士："您还有什么需要吗？"

患者："没有了。"

护士："如果有需要，呼叫器放在床旁，您随时叫我，我等会儿再来看你。"

整理床单位，酌情打开门窗。

处理用物。

洗手，取口罩，做好记录。

第四节 全身药浴法

全身药浴法是将药物煎汤进行全身性熏洗、浸渍的一种方法。通过熏洗、浸渍以达到疏通腠理、祛风除湿、清热解毒、杀虫止痒的作用。

【目标】

1.缓解各种皮肤病而致的皮肤瘙痒等症状。

2.缓解周身关节酸痛、肢体麻木等症状。

3.促进人体经络疏通、气血调和,从而达到防病治病、强身健体的功效。

【评估】

1.核对医嘱。了解既往史、当前主要症状、发病部位及相关因素。

2.患者的体质、全身皮肤情况、当前心理状态。

3.评估患者有无药物及皮肤过敏。

【禁忌证】

1.急性传染病、严重心肺脑疾患、严重贫血、软组织损伤、急性出血等疾患的患者禁用。

2.妇女妊娠期及月经期禁用。

3.药物、皮肤过敏者慎用。

【操作要点】

一、环境要求：环境宽敞明亮，治疗台清洁干燥。

二、素质要求：仪表端庄，衣帽整齐，修剪指甲。

三、物品准备：药液，浴巾，毛巾，拖鞋，衣裤，座架。

四、操作程序：

1. 转抄医嘱，双人核对医嘱，评估患者。

2. 洗手，戴口罩。浴室内温度适宜，备齐用物至浴室，配制药液于浴盆内。做好解释，取得合作。再次核对医嘱。

3. 协助患者脱去外衣，用浴巾裹身进入浴室。注意保暖和保护隐私。

4. 去浴巾，坐在浴盆座架上熏蒸。

5. 待药液温度适宜时，将躯体及四肢浸泡于药液中。

6. 药浴过程中，随时询问患者有无不适，以便及时调节药液温度或停止洗浴。观察患者的面色、脉搏、呼吸等及有无因体位不当引起的不适，了解患者的生理、心理感受。

7. 药浴完毕后，用温水冲去药液，擦干。再次核对医嘱。协助患者衣着，回病室安置舒适卧位休息。

8. 整理床单位，评估患者治疗效果，询问患者需求。

9. 清理用物，用物分类消毒处理。浴室开窗通风。

10. 洗手，记录并签名。

【指导患者】

治疗过程中避免烫伤。

【注意事项】

1. 操作环境宜温暖，关闭门窗，室内要通风。

2. 全身药浴法应尽量在浴室内进行，药液置于能加温的浴缸内。

3.药浴者一般适用于能自行活动者,饱餐、饥饿、体弱、年老、儿童、精神欠佳者应慎用,须协助洗浴并严密观察。

4.注意药浴温度及水位的控制,防止烫伤或受凉,随时观察患者面色、脉搏、呼吸以防虚脱或休克的发生。

5.药浴室内应配有抢救药品、物品。

6.药浴时间不宜过长,以20～30分钟为宜。

7.药浴过程中要加强巡视。对汗出较多者,可嘱其饮温盐水,以防虚脱。观察患者局部及全身的情况,如出现红疹、瘙痒、心悸、汗出、头晕目眩等症状,立即报告医师,遵医嘱配合处理。

8.当药浴结束后,应嘱患者动作宜缓,防止体位性低血压。

9.注意消毒隔离,防止交叉感染。

【操作沟通】

一、评估时的沟通:

双人核对,转抄治疗卡,再次双人核对,携治疗卡到床前。

护士:"您好!我是你的责任护士许×,能告诉我您的名字吗?"

患者:"我叫张×。"

护士:"我能核对一下您的手腕带吗?"

患者:"可以。"

核对手腕带(床号、姓名、住院号、诊断),核对床头卡。

护士:"45床张×,你是哪里不舒服?"

患者:"我主要是全身皮肤瘙痒不适,搔抓之后有红斑隆起。"

护士:"根据您的症状,遵医嘱给您行全身药浴治疗,它是将药物进行全身性熏洗、浸渍,达到清热解毒、杀虫止痒的目的。您以前做过这项治疗吗?"

患者:"没有。"

护士:"这项治疗简单、实用,没有痛苦,您不要担心。您以前对什么药物过敏吗?"

患者:"没有。"

护士:"您以前有高血压、心脏病吗?"

患者:"没有。"

护士:"您早上吃饭了吗?"

患者:"吃了。"

护士:"阿姨,您身上的皮肤有破溃吗?"

患者:"没有。"

护士:"治疗约需要30分钟,您需要去趟卫生间吗?"

患者:"不用了,谢谢您!"

护士:"阿姨,您稍事休息,我们等会儿见。"

关闭门窗,根据季节调节室温。

二、操作时的沟通:

洗手,戴口罩,准备用物,携用物至病人床旁。

护士:"您好,能再告诉我一遍您的名字吗?"

患者:"可以,我叫张×。"

再次核对医嘱。核对手腕带(床号、姓名、住院号、诊断),核对床头卡。核对治疗部位和方法。协助患者脱去外衣,用浴巾裹身进入浴室。注意保暖和保护隐私。

护士:"阿姨,我们现在进行治疗,您准备好了吗?"

患者:"准备好了。"

护士:"那我帮您脱去外衣,裹上浴巾。"

患者:"好的。"

浴室内温度适宜,将配制好的药液倒入浴盆内,按一定比例加至所需容量;患者进入浴室,去浴巾,坐于药液盆架上,待药液温度适宜时,将躯体及四肢浸泡于药液中。

护士:"阿姨,您感觉怎么样? 有什么不舒服的地方吗?"

患者:"还好,没有不舒服。"

护士:"您觉得室内的温度及药液蒸气是否合适?"

患者："我觉得挺好的。"

护士："我看你出汗比较多,请您喝杯温盐水吧。"

患者："好的。"

护士："阿姨,现在水温是40℃,适合泡洗,请您将整个身体及四肢都浸泡于药液中。"

患者："好的。"

护士："水温合适吗?"

患者："水温正好。"

随时观察患者面色、脉搏、呼吸以防虚脱或休克的发生。再次核对医嘱。

三、操作后的沟通:

护士："阿姨,药液温度凉了,已不适合泡浴,我扶您起来,帮您用温水冲去药液,擦干身体,帮您把衣服穿上,扶您躺到床上休息一会儿。"

患者："谢谢您!"

护士："这个体位舒适吗?"

患者："还可以。

护士："阿姨,您休息20分钟后再起床活动,30分钟内不要外出,以免着凉感冒。"

患者："知道了。"

护士："您还有什么需要吗?"

患者："没有了。"

护士："如果有需要,呼叫器放在床旁,您随时叫我,我等会儿再来看你。谢谢您的配合,祝您早日康复!"

整理床单位,酌情打开门窗。

处理用物。

洗手,取口罩,做好记录。

第五节　中药坐药法

中药坐药法又称坐导法,是将药物置入阴道内的一种治疗方法,具有清热解毒、杀虫止痒、行气活血等作用,用于妇科疾病。

【目标】

按医嘱进行治疗,解除或缓解妇科慢性疾患如带下、宫颈糜烂、阴痒、痛经的临床症状。

【评估】

1.核对医嘱。了解当前的症状,发病部位及致病相关因素。

2.患者的体质及坐药处皮肤情况。

3.了解妇科患者的经、带、胎、产等情况。

4.评估患者当前心理状态。

【禁忌证】

未婚者禁用;妊娠期、月经期停止使用。

【操作要点】

一、环境要求:环境宽敞明亮,治疗台清洁干燥。

二、素质要求:仪表端庄,衣帽整齐,修剪指甲。

三、物品准备:治疗盘,药粉,带线棉球或纱布块(要求线头长15厘米),冲洗液和容器,窥阴器,镊子,盐水棉球,橡皮单,治疗巾,卫生纸,弯盘。必要时备浴巾和屏风。

四、操作程序：

1.转抄医嘱,双人核对医嘱,评估患者。

2.洗手,戴口罩。备齐用物,携至床旁,做好解释,取得合作。再次核对医嘱。嘱患者排尿。

3.用屏风遮挡患者,协助脱去一侧裤腿,取截石位,屏风遮挡,注意保暖。

4.臀下垫橡胶单、治疗巾,用冲洗液冲洗外阴。

5.术者戴手套,上窥阴器,用盐水棉球擦洗阴道、宫颈。

6.检查带线棉球或纱布块符合要求后,将带线棉球或纱布块蘸上药粉,用镊子轻轻纳入阴道深部或子宫颈处,留线头于阴道外,退出窥阴器。

7.检查药物棉球有无脱出,线头是否留在阴道外,了解患者有无不适。

8.治疗完毕,擦干会阴,清洁局部皮肤。撤去橡皮单、治疗巾,脱手套。再次核对医嘱。协助患者穿好裤子,安置卧床休息,整理床单位。评估患者治疗效果,询问患者需求。酌情开窗通风。

9.清理用物,用物分类消毒处理。

10.洗手,记录并签名。

注:坐药如由患者自己操作,应嘱患者先洗手,用肥皂、温开水洗净外阴,取下蹲或仰卧双腿屈曲,手持药片、丸或栓剂,用食指由前面将药物置入阴道。

【指导患者】

操作中深呼吸放松。

【注意事项】

1.严格执行无菌操作,防止交叉感染。

2.治疗前嘱患者排空小便。

3. 药物棉球要放置在阴道深处,以防脱出。

4. 根据医嘱及病情需要,定时更换药物,取出时可轻轻牵拉线头;如患者自行取出,嘱其取下蹲位,轻拉线头即可。

5. 片、丸、栓剂可直接置入,不再取出。

6. 嘱患者按时接受治疗,疗程视病情和药物而定。

7. 月经期停止坐药,待月经干净4天后继续治疗。治疗期间,需注意外阴及内裤的清洁。

8. 坐药治疗期间,禁止性生活。

9. 未婚者禁用此法。

【操作沟通】

一、评估时的沟通:

双人核对,转抄治疗卡,再次双人核对,携治疗卡到床前。

护士:"您好! 我是你的责任护士黄×,能告诉我您的名字吗?"

患者:"我叫任×。"

护士:"我能核对一下您的手腕带吗?"

患者:"可以。"

核对手腕带(床号、姓名、住院号、诊断),核对床头卡。

护士:"42床,任×,您是哪里不舒服?"

患者:"我是阴道里瘙痒不适,白带量比较多,有臭味。"

护士:"根据您的症状,遵医嘱行坐药日一次,它具有清热解毒、杀虫止痒、行气活血的作用。您以前做过这项治疗吗?"

患者:"没有。"

护士:"这是一项简单的操作,就是将药物置入阴道内的一种治疗方法,没有什么痛苦,请您不要紧张。您在月经期吗?会阴部清洗了吗?"

患者:"已经干净4天了,外阴也刚刚清洗了。"

护士:"我能看一下会阴部的皮肤吗?"

患者："可以。"

护士："会阴部的皮肤清洁、完整。您每月的月经周期规律吗?"

患者："还比较规律。"

护士："月经量怎么样?"

患者："还好。"

护士："您需要去趟卫生间,我去准备用物,等会见。"

病人神志清楚,能够配合治疗,病房宽敞、整洁、舒适,适合操作,将室温调到25℃。

二、操作时的沟通:

洗手,戴口罩,准备用物,携用物至病人床旁。

护士："您好,能再告诉我一遍您的名字吗?"

患者："我叫任×。"

护士："我能再核对一下您的手腕带吗?"

患者："可以。"

再次核对医嘱。核对手腕带(床号、姓名、住院号、诊断),核对床头卡。核对治疗部位和方法。必要时行屏风遮挡。

护士："42床,任×,现在开始治疗,您准备好了吗?"

患者："准备好了。"

护士："这项操作需要取截石位,我协助您脱去一侧裤腿,顺便把浴巾盖在脱去裤腿的腿上,免得受凉了。"

患者："好的,谢谢!"

护士："为了避免污染您的床单位,我在您的臀下垫橡胶单、治疗巾。我现在给您清洗外阴,这个温度合适吗?"

患者："可以。"

护士："我准备上窥阴器,有点不舒服,请您忍耐一下。"

患者："好的。"

护士："我现在给您上药,请您深呼吸放松。"

患者："好的。"

戴手套,上窥阴器,擦洗阴道、宫颈,检查棉球后蘸药,将药物棉球置入深部宫颈处,留线头于阴道处,退出窥阴器。再次核对医嘱。

三、操作后的沟通:

护士:"您感觉怎么样? 有什么不舒服吗?"

患者:"挺好的,没有不舒服。"

护士:"治疗已经结束了,我帮您把裤子穿好,您再休息一会儿。"

患者:"好的。"

护士:"您平时要多注意个人卫生,保持会阴部清洁,勤换内裤,勤洗外阴,清洗会阴部时要使用干净的用具,专人专用,不要盆浴,治疗期间禁止同房。"

患者:"好的,知道了。"

护士:"谢谢您的配合,那您休息,我先出去,有事请及时呼叫我。谢谢您的配合。"

整理床单位,撤屏风。

清理用物,浸泡消毒后,归还原处。

洗手,取口罩,记录。

第六节　中药足浴法

中药足浴法是利用合适的中药煎煮取汁来泡脚,其中的有效中药成分在热水的热力帮助下,渗透进皮肤,被足部毛细血管吸收,进入人体血液循环系统,从而达到改善体质、调理身体、治疗疾病的效果的一种治疗方法。

【目标】

1.遵照医嘱进行治疗,缓解患者偏头痛、高血压、关节炎、半身不遂、静脉血管弯曲等。

2.除臭除湿,杀菌止痒等特征。

3.养颜安神、美容、除斑、保健养生。

【评估】

1.核对医嘱,评估患者一般情况、相关病情、既往病史、发病部位、伴随症状及局部皮肤情况。

2.患者的心理状态、对健康知识的掌握情况及合作程度,告知其操作的目的和配合要点以及使用药物的作用等,取得合作。

3.病室的温度、环境是否适宜,是否需要遮挡。

【禁忌证】

1.妊娠及月经期的妇女禁用。

2.患有各种严重出血病的人,如吐血、便血、脑出血、胃出血等禁用。

3.肾衰竭、心力衰竭、心肌梗死、肝坏死等各种危重病人禁用。

4.一些急性的传染病、急性的中毒、外科急症的患者,如外伤、骨折、烧伤、穿孔、大出血等禁用。

5.精神紧张、身体过度疲劳的人,正处于大怒、大悲、大喜之中时禁用。

6.足部疾病者,如足部有外伤、水疱、疥疮、发炎、化脓、溃疡、水肿及较重的静脉曲张的患者等慎用。

【操作要点】

一、环境要求:环境宽敞明亮,治疗台清洁干燥。

二、素质要求:仪表端庄,衣帽整齐,修剪指甲。

三、物品准备:水壶,水温计,足浴盆,中药散剂或中药煎出液,毛巾。必要时可备毛毯和屏风。

四、操作程序：

1. 转抄医嘱，双人核对医嘱，评估患者。

2. 洗手，戴口罩。备齐用物，携至床旁，做好解释，取得合作。再次核对医嘱。

3. 根据熏洗部位协助患者合适体位，充分暴露治疗部位，注意保暖，放松，保持平稳心态。必要时屏风遮挡。

4. 把药浴水倒入足浴盆中，测量水温，40～45℃为宜，水深以没过踝关节为宜，浸泡30分钟。足浴过程中注意水温不可过低，防止受凉。

5. 观察患者反应，注意与患者的沟通交流。

6. 不断续加药浴水，保持适宜温度，询问患者有无特殊不适。

7. 泡洗完毕，协助患者擦干足部。再次核对医嘱。协助衣着，取舒适卧位，整理床单位，询问患者需要。酌情开窗通风。

8. 清理用物，用物分类消毒处理。

9. 洗手，记录并签名。

【指导患者】

治疗过程中避免烫伤及水温过低。

【注意事项】

1. 中药泡脚最好用木盆或搪瓷盆。

2. 进行中药足浴时注意温度适中（最佳温度在40～45℃），最好能让水温按足部适应逐步变热，时间在30～40分钟为宜。

3. 饭前、饭后30分钟内不宜进行足浴。

4. 中药足浴时，有些药物外用可起泡，或局部皮肤发红、瘙痒，要密切观察浸泡部位皮肤的情况。

5. 中药足浴所用外治药物，剂量较大，有些药物尚有毒性，故一般不宜入口。

6. 在进行中药足浴时，由于足部及下肢血管扩张，血容量增加，可引起头部急性缺血,出现头晕、目眩,应暂停足浴,让患者平卧片刻后,症状就可以消失。也可给患者冷水洗脚,使足部血管收缩,以缓解症状。

7.所用物品需清洁消毒,用具一人一份一消毒,避免交叉感染。

【操作沟通】

一、操作前的沟通:

双人核对,转抄治疗卡,再次双人核对,携治疗卡到床前。

护士:"您好!我是你的责任护士李×,能告诉我您的名字吗?"

患者:"我叫吴×。"

护士:"我能核对一下您的手腕带吗?"

患者:"可以。"

核对手腕带(床号、姓名、住院号、诊断),核对床头卡。

护士:"8床吴×大妈,您最近哪不舒服?"

患者:"就是左侧肢体麻木,没力气。"

护士:"吴大妈,医生给你开了中药足浴可以改善这些症状,请问您以前做过吗?"

患者:"没有。"

护士:"中药足浴就是将中药煎煮取汁来泡脚,其中的有效中药成分在热水的热力帮助下,渗透进皮肤,被足部毛细血管吸收,进入人体血液循环系统,从而起到改善体质、调理身体、治疗疾病的作用。这项操作没有痛苦,请您放心好了。"

患者:"好的。"

护士:"您以前有无出血性疾病,对什么药物或者食物过敏吗?"

患者:"没有。"

护士:"您以前有高血压、心脏病吗?"

患者:"有高血压、轻微脑梗塞,但吃药后血压控制得还好。"

护士:"请问您在经期吗?"

患者:"没有,我已停经了。"

护士:"吴大妈,让我看一下您双脚皮肤情况。您双足的皮肤完好,可以行中药足浴治疗,此项治疗约需30分钟,需要我协助你去卫生间吗?"

患者:"好的,谢谢您!"

护士:"您先坐这休息一会,我去准备用物,马上就来。"

根据病情,酌情关闭门窗。

二、操作中的沟通:

洗手,戴口罩,准备用物,携用物至病人床旁。

护士:"您好,能再告诉我一遍您的名字吗?"

患者:"可以,我叫吴×。"

再次核对医嘱。核对手腕带(床号、姓名、住院号、诊断),核对床头卡。核对治疗部位和方法。

护士:"吴大妈,您是左侧肢体麻木、无力吗?"

患者:"是的。"

护士:"我现在为您进行中药足浴治疗,您准备好了吗?"

患者:"已经准备好了,开始吧。"

护士:"好的,我先扶您坐下,为了更好地暴露双足踝,我把您的裤腿卷起来好吗?"

患者:"好的。"

将药液趁热倒入容器内,测量水温适宜。

护士:"吴大妈,现在水温40℃,适合足浴,请将您的双脚放到盆里吧,药水要没过踝关节。"

患者:"好的,谢谢您!"

护士:"吴大妈,您感觉怎么样?水温凉了或者有其他不舒服的地方要及时告诉我。"

患者:"好的。"

定时测量水温,水温过低及时续水,不断巡视,询问病人有无不适。

护士:"吴大妈,水温凉了,我在给您续加点药浴水,您试试水温怎么样?"

患者:"好的。"

护士:"我能看一下您双脚的皮肤吗? 如果您觉得双脚的皮肤瘙痒、疼痛不适,请及时告诉我。"

患者:"可以。"

三、操作后的沟通:

护士:"大妈,足浴时间到了,我帮你擦干。"

患者:"谢谢你了。"

再次核对医嘱。

护士:"您需要喝水吗?"

患者:"谢谢,不用了。"

护士:"那我扶您躺下来休息一会儿。"

患者:"好的。"

护士:"吴大妈,你现在足浴部位的皮肤稍红,这属于正常现象,不久会自然消失,请别担心。您要注意保暖,多休息,不要沾凉水。"

患者:"知道了。"

护士:"您还有什么需要吗?"

患者:"没有了。"

护士:"如果有需要,呼叫器放在床旁,您随时叫我,我等会儿再来看你。"

整理床单位,酌情打开门窗。

处理用物。

洗手,取口罩,做好记录。

第七章 中药外敷法

中药外敷法是以中医学为理论基础,根据不同的病证,选择相应的药物,制成膏、丹、丸、散、糊、锭等制剂,敷于相应的体表部位或穴位上,通过药物的经皮吸收或对体表部位及穴位的刺激,来调节人体气血津液、经络脏腑等的功能,达到防病治病的目的。其具有舒筋活络、祛瘀生新、消肿止痛、清热解毒、拔毒等功效。敷药疗法历史悠久,源远流长,是中医药学宝库中的瑰宝,亦是中医外治法的重要组成部分。适用范围广泛,包括内、外、妇、儿、五官、皮肤科等病证。并且有许多优点,药物直达病所,奏效迅速,廉便效验,易于推广,适应证广,可减缓药物毒性和不良反应,并可弥补内治法疗效的不足。本章主要介绍几种常用的外敷法,有湿敷法、换药法、敷药法、贴药法、中药敷脐及冰硝散外敷法,详细介绍了各自的操作程序和沟通。

第一节 湿敷法

湿敷法是将无菌纱布用药浸透,敷于局部的治疗方法。此法可达到疏通腠理、清热解毒、消肿解散的作用。湿敷法是将无菌纱布用药液浸透,敷于局部,以达到疏通腠理、清热解毒、消肿散结等目的的一种外治方法。

【目标】

减轻局部肿胀、疼痛、瘙痒等症状。

【评估】

1. 核对医嘱,评估患者主要症状、临床表现、既往史、药物过敏史。

2. 患者体质、湿敷部位皮肤情况。

3. 患者当前心理状态和对疾病的信心。

【禁忌证】

疮疡脓肿迅速扩散者不宜湿敷。

【操作要点】

一、环境要求:环境宽敞明亮,治疗台清洁干燥。

二、素质要求:仪表端庄,衣帽整齐,修剪指甲。

三、用物准备::治疗盘,遵医嘱配制药液,敷布数块(无菌纱布制成),凡士林,镊子,弯盘,橡胶单,中单,纱布等。必要时备浴巾和屏风。

四、操作程序:

1. 转抄医嘱,双人核对医嘱,评估患者。

2. 洗手,戴口罩。备齐用物,携至床旁,做好解释,取得合作。再次核对医嘱。

3. 协助患者松开衣着,取合理体位,暴露湿敷部位,注意保暖。

4. 遵医嘱配制药液,药液温度适宜并倒入容器内,敷布在药液中浸透,挤去多余药液后敷于患处。

5. 定时用无菌镊子夹取纱布浸药后淋药液于敷布上,保持湿润及温度。

6. 操作完毕,擦干局部药液,取下弯盘、中单、橡胶单。再次核对医嘱。协助患者衣着,安置舒适体位,整理床单位。评估患者治疗效果,询问患者需求。

7.清理用物,用物分类消毒处理。

8.洗手,记录并签名。

【指导患者】

注意药液温度,防止烫伤。

【注意事项】

1.操作前向患者做好解释,以取得合作。暴露湿敷部位,注意保暖并保护隐私。

2.湿敷时用5~6层纱布浸透药液,干湿度适中,以不滴水为宜。注意药液温度,一般以38~41℃为宜,防止烫伤。

3.治疗过程中观察局部皮肤反应,如出现苍白、红斑、水疱、痒痛或破溃等症状时,立即停止治疗,报告医师,配合处理。

4.如有特殊专科用药,遵医嘱给予相应护理。

5.注意消毒隔离,避免交叉感染。

【操作沟通】

一、评估时的沟通:

双人核对,转抄治疗卡,再次双人核对,携治疗卡到床前。

护士:"您好! 我是你的责任护士王×,能告诉我您的名字吗?"

患者:"我叫朱×。"

护士:"我能核对一下您的手腕带吗?"

患者:"可以。"

核对手腕带(床号、姓名、住院号、诊断),核对床头卡。

护士:"朱老师,能告诉我您是哪里不舒服吗?"

患者:"我主要是左手背红肿、疼痛。"

护士:"根据您的症状,遵医嘱行湿敷治疗,它的作用是将无菌纱布用药浸湿,敷于患处,从而达到清热解毒,消肿散结的作用。您以前做过这项治疗吗?"

患者:"没有。"

护士:"这项治疗没有痛苦,请您不要紧张。您以前对什么药物过敏吗?"

患者:"没有。"

护士:"您以前有高血压、心脏病吗?"

患者:"没有。"

护士:"朱老师,我能看看您患处的皮肤吗?"

患者:"可以。"

护士:"您左手背的皮肤红肿,但是没有破溃,适合做这项治疗,我去准备用物,请稍等。"

患者:"好的。"

关闭门窗,根据季节调节室温。

二、操作时的沟通:

洗手,戴口罩,准备用物,携用物至病人床旁。

护士:"您好,能再告诉我一遍您的名字吗?"

患者:"可以,我叫朱×。"

再次核对医嘱。核对手腕带(床号、姓名、住院号、诊断),核对床头卡。核对治疗部位和方法。

护士:"朱老师,我现在要给您做湿敷治疗,可以吗?"

患者:"可以。"

护士:"我协助您躺下,请把左上肢放在外面,这样更便于操作。"

患者:"好的。"

护士:"朱老师,为了避免操作时药液污染床单,我在您胳膊下面垫一个中单好吗?"

患者:"好的。"

護士:"我帮你把左侧的袖子卷起来,这样可以更好地暴露湿敷部位。"

患者:"好的。"

将药液倒入容器内,置敷布于溶液中浸湿,用镊子拧干,抖开,敷于患处。

護士:"您觉得这个温度可以吗?"

患者:"可以,温度正好。"

護士:"朱老师,在治疗的过程中如感觉到药液太烫或太凉,或其他不适,请您及时告诉我,我也会随时观察您局部皮肤的情况,请放心!"

患者:"好的,我知道了。"

注意观察敷布的湿度,并频频淋药于敷布上。再次核对医嘱。

三、操作后的沟通:

護士:"朱老师,今天的治疗时间到了,您感觉怎么样?"

患者:"挺好的。"

護士:"我现在把敷布取下,擦干局部药液,帮您把衣袖穿好,躺着休息会儿"

患者:"好的。"

護士:"朱老师,最近饮食要注意,不要吃辛辣刺激的食物,手臂注意要抬高,少活动。"

患者:"好的。"

護士:"那您休息,有事请叫我,我也会随时来看您的,谢谢您的配合!"

整理床单位。

处理用物。

洗手,取口罩,做好记录。

【常见湿敷辨证用药及部位】

一、急性肠梗阻:葛根皂角汤部湿热敷腹部。

二、胁痛:麻菜汤湿热敷痛处。

三、癫狂:礞石癫狂汤热敷神阙、气海、关元、心俞等穴。

四、失眠:刺五加安神汤热敷前额及太阳穴。

五、不育症:生精汤热敷丹田、命门、肾俞等。

六、坐骨神经痛:干姜乌头汤热敷患部。

七、失语:玉蝴蝶汤湿敷神阙穴、肺俞穴等。

八、痛:一味消肿汤湿敷患部。

九、湿疹:马齿苋水湿敷患部。

十、麦粒肿:食盐水湿敷患处。

第二节　换药法

换药法是对疮疡、跌打损伤、虫咬伤、烫伤、烧伤、痔瘘等病症的伤面进行清洗、上药、包扎等处理的方法。其目的是观察伤口变化,保持引流通畅,控制局部感染,保护并促进新生上皮和肉芽组织生长,使伤口顺利愈合。通过换药,药物直达病位,可起到清热解毒、提脓祛腐、生机收口、镇痛止痒等作用。

【目标】

治疗各种损伤,保持伤口清洁干燥,控制感染,促进伤口早期愈合。

【评估】

1.核对医嘱,了解发病部位、相关因素及伤口情况。

2.患者当前心理状态和对疾病治疗的信心。

【禁忌证】

颜面部慎用。

【操作要点】

一、环境要求:环境宽敞明亮,治疗台清洁干燥。

二、素质要求:仪表端庄,衣帽整齐,修剪指甲。

三、用物准备:治疗盘,0.5%碘伏,生理盐水,双氧水,换药碗,弯盘,镊子,剪刀,探针,纱布,无菌干棉球,油纱条,胶布。酌情备绷带,橡皮单,治疗巾等。

遵医嘱备相应外用中药药液或各种散、膏、丹等外用药,必要时备药捻、备浴巾和屏风。

四、操作程序:

1.转抄医嘱,双人核对医嘱,评估患者。

2.洗手,戴口罩。备齐用物,携至床旁,做好解释,取得合作。再次核对医嘱。

3.协助取合适体位,暴露伤口,垫橡皮单、治疗巾,必要时屏风遮挡。

4.置弯盘于治疗巾上,揭去外层敷料、用镊子取下内层敷料及引流条。如分泌物干结粘着敷料,可用盐水浸润后再揭下,以免损伤肉芽组织和新上皮。脓液多时用弯盘接取,然后擦净脓液。

5.观察疮面,用镊子夹0.5%碘伏棉球消毒疮口周围皮肤。

6.更换生理盐水棉球清洗疮面,去除脓腐。窦道深的瘘管可用药液或盐水冲洗;疮面较深者还需用探针试探。疮面要清洗干净,勿损伤新肉芽组织。

7.根据疮面的性质选择用药,覆盖伤口,胶布固定,酌情包扎。

8.一般伤口每日换药1次,脓腐较多的伤口每日换药1~2次。

9.操作完毕。再次核对医嘱。协助患者穿好衣裤,安置舒适体位,整理床单位,评估患者治疗效果,询问患者需求。

10. 清理用物,用物分类消毒处理。

11. 洗手,记录并签名。

【指导患者】

如有丘疹、奇痒或局部肿胀,立即通知医生。

【注意事项】

1. 保持换药室的清洁,室内每日消毒。

2. 严格执行无菌技术操作,所有用物每人一套,先处理无菌伤口,再处理感染伤口,防止交叉感染。

3. 严格遵守操作规程,疮面要清洗干净,勿损伤新肉芽组织。

4. 药粉需均匀撒在疮面或膏药上,散剂调敷,干湿适宜,敷布范围要大于病变部位1~2厘米。

5. 一般伤口定时换药,脓腐较多的伤口随时换药。

6. 对汞剂过敏者禁用丹药,眼部、唇部、大血管附近的溃疡以及通向内脏的瘘管均不用腐蚀性强的药物,根据医嘱的要求,使用药品。

7. 颜面部的疔疖勿挤,以防脓毒扩散。

8. 痔瘘术后患者每次便后均需清洁肛门并换药。

9. 外敷药必须贴紧疮面,包扎固定要注意松紧适度,固定关节时要注意保持功能位置。

10. 用过的敷料一律焚烧,器械浸泡消毒处理后灭菌。

【操作沟通】

一、评估时的沟通:

双人核对,转抄治疗卡,再次双人核对,携治疗卡到床前。

护士:"您好!我是你的责任护士肖×,能告诉我您的名字吗?"

患者:"我叫徐×。"

护士："我能核对一下您的手腕带吗?"

患者："可以。"

核对手腕带(床号、姓名、住院号、诊断),核对床头卡。

护士："38床徐×,能告诉我您是哪里需要换药吗?"

患者："我右脚背摔伤半个月了,伤口不愈合,现在感染了。"

护士："我看看您的伤口,这个部位平时感觉疼吗?"

患者："疼。"

护士："您平时身体怎样? 有没有其他地方不舒服的?"

患者："没有。"

护士："遵医嘱今天为您换药一次,主要把您的伤口腐肉清洗干
　　　净,再换上拔毒生肌的中药,促进伤口愈合。换药时可能
　　　有点痛,但为了能使您的伤口早点愈合,请您忍耐一下。
　　　请问您需要去卫生间吗?"

患者："好的,你放心吧,我不怕疼。我不上厕所。"

护士："那您稍等,我先去准备换药的用物,一会儿来给您换药。"

患者："好的。"

二、操作时的沟通:

洗手,戴口罩,准备用物,携用物至病人床旁。

护士："您好,能再告诉我一遍您的名字吗?"

患者："可以,我叫徐×。"

再次核对医嘱。核对手腕带(床号、姓名、住院号、诊断),核对床
头卡。核对治疗部位和方法。

护士："38床徐×,请不要紧张,我会很小心的,您是躺着还是坐着
　　　换药?"

患者："坐着吧。"

护士："好,您可以看电视,这样可以减轻换药时的紧张情绪。在
　　　治疗的过程中为了防止弄脏您的衣物,我在您的右脚伤口
　　　下面垫一条橡胶单和治疗巾,我协助您抬一下右脚好吗?"

患者："好的。"

铺橡胶单和治疗巾于病人伤口下方,正确暴露伤口,置弯盘于适宜处。按无菌操作技术进行操作。打开半铺半盖巾,戴手套。

患者："您轻点,我有点害怕。"

护士："我会很小心的。"

暴露伤口。

护士："伤口上面有腐肉,现在我来给您清创,请您忍耐一下,很快就好。处理干净创面很重要,可以将病菌清除,请您配合一下。"

患者："好的。"

护士："您有不舒服的感觉吗?"

患者："还可以,您的动作很轻,没有让我感到明显的疼痛。"

护士："这很好,我会尽力减轻您的疼痛,伤口已经清洗好了,现在我在伤口敷上拔毒生肌药液的纱块,然后包扎好,这样感觉紧吗?"

患者："还好,不紧。"

再次核对医嘱。

三、操作后的沟通:

护士："徐阿姨,治疗已经结束了,包扎的部位不要溅水,要保持干燥,尽量不要做剧活动,将右脚抬高,脚指头可以每天活动4次,每次5分钟,防止长时间不活动,指关节强直。平时要注意休息,保持心情舒畅,多食水果和蔬菜,保持营养均衡,监测血压变化。"

患者："好的,我会按照你交代的去做。"

护士："徐阿姨,您还有什么需要吗?"

患者："我的伤口您看还需要多长时间才能长好,我还需要每天换药吗?"

护士："估计需要一个星期,每日换一次药,如果潮湿一定要及时更换,尽量减少走动。不用担心,会很快好的。"

患者:"好吧,谢谢您!"

护士:"我协助您取一个合适的体位休息。谢谢您的配合,如果有需要请及时叫我,祝您早日康复。"

整理床单位。

用物清洗、消毒,归类放置。

洗手,取口罩,记录。

第三节　涂药法

涂药法是将各种外用药物,直接涂于患处或穴位的一种外治方法。其剂型有水剂、酊剂、油剂、膏剂等。

【目标】

患处涂药后达到祛风除湿、解毒消肿、止痒镇痛等治疗效果。

【评估】

1.核对医嘱,当前主要症状、临床表现、既往史及药物过敏史。

2.患者体质及涂药部位的皮肤情况。

3.对疼痛的耐受程度。

4.心理状况。

【禁忌证】

婴幼儿及面部忌用此法。

【操作要点】

一、环境要求:环境宽敞明亮,治疗台清洁干燥。

二、素质要求:仪表端庄,衣帽整齐,修剪指甲。

三、用物准备:治疗盘,药物,弯盘,棉签,镊子,盐水棉球,干棉球,纱布,绷带,橡胶单,中单,弯盘。必要时备浴巾和屏风。

四、操作程序:

1. 转抄医嘱,双人核对医嘱,评估患者。

2. 洗手,戴口罩。备齐用物,携至床旁,做好解释,取得合作。再次核对医嘱。

3. 根据涂药部位,取合理体位,暴露患处,注意保暖,必要时屏风遮挡。

4. 患处酌情铺橡胶单、中单。

5. 清洁皮肤,用棉签蘸药物均匀地涂于患处,面积较大时,可用镊子夹棉球蘸药液涂布,蘸药干湿度适宜,涂药厚薄均匀。

6. 必要时用纱布覆盖,胶布固定。

7. 操作完毕。再次核对医嘱。协助患者穿好衣裤,安置舒适体位,整理床单位,评估患者治疗效果,询问患者需求。

8. 清理用物,用物分类消毒处理。

9. 洗手,记录并签名。

【指导患者】

如有丘疹、奇痒或局部红肿立即通知医生。

【注意事项】

1. 涂药前需清洁局部皮肤。

2. 涂药次数依病情、药物而定,水剂、酊剂用后需将瓶盖盖紧,防止挥发;混悬液必须先摇匀后在涂药;霜剂则应用手掌或手指反复擦抹,使之渗入肌肤。

3. 涂药不宜过厚、过多,以防毛孔闭塞。

4. 刺激性强的药物,不可涂于面部。婴幼儿忌用。

5.面部涂药时防止药物误入口及眼睛。

6.涂药后密切观察局部皮肤,如有丘疹、奇痒或局部肿胀等过敏现象,应立即停用,并将药物拭净或清洗,必要时遵医嘱内服或外用抗过敏药物。

【操作沟通】

一、评估时的沟通:

双人核对,转抄治疗卡,再次双人核对,携治疗卡到床前。

护士:"您好! 我是你的责任护士顾×,能告诉我您的名字吗?"

患者:"我叫杨×。"

护士:"我能核对一下您的手腕带吗?"

患者:"可以。"

核对手腕带(床号、姓名、住院号、诊断),核对床头卡。

护士:"42床杨×,能告诉我您是哪里不舒服吗?"

患者:"我双手腕部皮肤出现皮疹,瘙痒不适。"

护士:"根据您的症状,遵医嘱我将为您进行涂药治疗,从而达到祛风除湿、止痒镇痛的目的,请您配合我好吗?"

患者:"好的,涂药时会不会疼痛?"

护士:"您放心,不会的,这项操作非常简单,您以前有过药物过敏史吗?"

患者:"没有。"

护士:"我能看一下您患处的皮肤吗?"

患者:"可以。"

护士:"您双手腕部的皮疹呈针尖大小,对称分布,无破溃,适合做这项治疗,您需要去趟卫生间吗?"

患者:"不用了。"

护士:"那我去准备用物,等会见。"

二、操作时的沟通：

洗手,戴口罩,准备用物,携用物至病人床旁。

护士:"您好,能再告诉我一遍您的名字吗?"

患者:"可以,我叫杨×。"

再次核对医嘱。核对手腕带(床号、姓名、住院号、诊断),核对床头卡。核对治疗部位和方法。

护士:"42床杨×爷爷,我现在开始给您涂药,准备好了吗?"

患者:"准备好了。"

护士:"我扶您躺下,这个体位舒服吗?"

患者:"还行。"

护士:"杨爷爷,我先帮您涂擦左手,在治疗的过程中为了防止弄脏您的衣物,我在您的左手下垫橡胶单和中单,我协助您抬一下左手好吗?"

患者:"好的。"

在患处下方铺橡胶单、中单,充分暴露患处,注意保暖,置弯盘,必要时用屏风遮挡。

护士:"爷爷,我现在用生理盐水棉球清洁您患处的皮肤,感觉怎么样?"

患者:"挺好的。"

再次核对药物,将药物摇匀(水剂)或调匀(膏药)。

护士:"爷爷,我现在用棉签给您涂药,涂药不宜过厚、过多,防止毛孔闭塞,您有什么不舒服吗?"

患者:"没有,感觉挺好。"

必要时纱块覆盖,胶布固定。同样方法涂擦右侧手腕部。撤弯盘、橡胶单、中单。再次核对医嘱。

三、评估后的沟通：

护士:"我帮您把衣服穿上,这个体位合适吗?"

患者:"可以。"

护士："爷爷,您在洗漱时请不要浸湿敷料,也不要搔抓患处的皮肤,这两天饮食宜清淡,易消化,多食蔬菜、水果,忌辛辣刺激及发物。请问您还有什么需要吗?"

患者："没有,谢谢!"

护士："那您先休息,谢谢您的配合,呼叫器放在这,有事请叫我,我等会儿再来看您。"

整理床单位。酌情打开门窗,必要时撤掉屏风。

处理用物。

洗手,取口罩,记录。

第四节　敷药法

敷药法是将药物敷布于患处或穴位的治疗方法,古代又称敷贴。应用时将所需药物研成粉(新鲜中草药则洗净处理后置乳钵内捣烂),加适量赋型剂制成糊状敷贴患处,可达到通经活络、清热解毒、活血化瘀、消肿止痛等作用。

【目标】

遵医嘱协助治疗,缓解或解除各种疮疡、跌打损伤等病症引起的局部肿胀、红、热、疼痛及慢性咳嗽、腹泻等病症的临床症状。

【评估】

1. 核对医嘱。了解患者本次发病的主要症状、部位深浅度、致病相关因素及有无药物过敏史。

2. 患者的年龄、文化层次、当前精神、心理状态和对疾病治疗的信心。

3.评估中药外敷部位皮肤的情况。

【禁忌证】

1.有药物、皮肤过敏者慎用。

2.婴幼儿患者慎用。

【操作要点】

一、环境要求:环境宽敞明亮,治疗台清洁干燥。

二、素质要求:仪表端庄,衣帽整齐,修剪指甲。

三、用物准备:

1.治疗盘,治疗卡,0.9%生理盐水棉球,药物,油膏刀,无菌棉垫或纱布,棉纸,胶布或绷带,一次性中单,弯盘。必要时备浴巾和屏风。

2.若需临时配置药物,备治疗碗,药物。

3.若敷新鲜中草药,需备乳钵。

四、操作程序:

1.转抄医嘱,双人核对医嘱,评估患者。

2.洗手,戴口罩。备齐用物,携至床旁,做好解释,取得合作。再次核对医嘱。

3.协助患者取合理体位,暴露患处,注意保暖,必要时屏风遮挡。

4.取下原敷料,用生理盐水棉球擦洗皮肤上得药迹,观察伤面情况及敷药效果。

5.遵医嘱根据敷药面积,取大小合适的棉纸或薄胶纸,用油膏刀将所需药物均匀地平摊于棉纸上,厚薄适中。

6.再次核对,将摊好药物的棉纸四周反折后敷于患处,以免药物受热溢出污染衣被,加盖敷料或棉垫,以胶布或绷带固定,松紧适宜、美观而牢固。

7.敷药完毕,再次核对医嘱。协助穿好衣裤,安排舒适体位,整理床单位。评估患者治疗效果,询问患者需求。酌情开窗通风。

8.清理用物,用物分类消毒处理。

9.洗手,记录并签名。

【指导患者】

如有丘疹、奇痒、水疱等,立即通知医生,注意不要污染衣服。

【注意事项】

1.敷药的摊制厚薄要均匀,固定松紧适宜。

2.对初起有脓头或成脓阶段的肿疡,以中间留空隙,围敷四周为宜,不宜完全涂布,以免闭塞毒邪、阻止脓毒外泄。如乳痈敷药时,可在敷料上剪孔或剪一缺口,使乳头露出,以免乳汁溢出污染敷料及衣被。

3.敷料面积应大于患处,中药涂抹厚薄均匀,保持一定的湿度,外固定敷料松紧适宜。如药物较干时,应用所需的药汁、酒、醋、水等进行湿润。

4.观察局部及全身情况,敷药后,若出现红疹、瘙痒、水疱等过敏现象,及时停止使用,并报告医师,配合处理。

5.凡用过的器械应消毒备用。

【操作沟通】

一、评估时的沟通:

双人核对,转抄治疗卡,再次双人核对,携治疗卡到床前。

护士:"您好!我是你的责任护士李×,能告诉我您的名字吗?"

患者:"我叫陈×。"

护士:"我能核对一下您的手腕带吗?"

患者:"可以。"

核对手腕带(床号、姓名、住院号、诊断),核对床头卡。

护士:"12床,陈×,您这次住院主要是哪里不舒服?"

患者:"我2天前下楼时把左脚踝崴伤了。"

护士:"根据您的症状,遵医嘱行敷药治疗,它主要起到到活血化瘀、消肿止痛的作用,这是一项简单的操作,没有任何痛苦,请您不要紧张。"

患者:"好的。"

护士:"您以前有药物过敏史吗?"

患者:"没有。"

护士:"对胶布有过敏现象吗?"

患者:"没有。"

护士:"阿姨,我能看一下您左脚踝局部的皮肤吗?"

患者:"可以。"

护士:"您局部皮肤肿胀、紫红,但没破溃,适合做这项治疗。请问您还有其他需要吗?"

患者:"没有。"

护士:"我现在去准备用物,等会见。"

评估环境,病房宽敞、整洁、舒适。

二、操作时的沟通:

洗手,戴口罩,准备用物,携用物至病人床旁。

护士:"您好,能再告诉我一遍您的名字吗?"

患者:"可以,我叫陈×。"

护士:"我能再核对一下您的手腕带吗?"

患者:"可以。"

再次核对医嘱。核对手腕带(床号、姓名、住院号、诊断),核对床头卡。核对治疗部位和方法。

必要时行屏风遮挡。

护士:"12床,陈×阿姨,我现在为您做治疗,准备好了吗?"

患者:"准备好了。"

护士:"我扶您躺下可以吗?"

患者:"可以。"

护士:"在治疗的过程中为了防止弄脏您的衣物,我在您的左腿下垫一条一次性中单,我协助您抬一下左腿好吗?"

患者:"好的。"

护士:"我帮您把左裤腿卷起,这样可以充分暴露敷药部位,为避免受凉,我给您盖条浴巾。"

患者:"好的。"

再次核对敷药部位,取下原敷料,用生理盐水棉球擦洗皮肤上的药迹。

护士:"阿姨,您贴胶布部位的皮肤无红肿,感觉痒吗?"

患者:"不痒。"

护士:"那我现在给您敷药。"

根据敷药面积,取大小合适的棉纸或薄胶纸,用油膏刀将所需药物均匀地平摊于棉纸上,厚薄适中。再次核对,将摊好药物超过红肿范围2厘米的棉纸四周反折后敷于患处,加盖纱布或棉垫。再次核对医嘱。

三、操作后的沟通:

护士:"阿姨,现在我将敷料包扎好了,这样感觉紧吗?"

患者:"还好,不紧。"

护士:"包扎的部位不要沾上水,要保持干燥,减少活动,多休息,敷药部位如果瘙痒不适,呼叫器放在这,请您及时告诉我,好吗?"

患者:"好的,谢谢您!"

护士:"我把裤腿给您放下来,协助您取一个合适的体位休息,谢谢您的配合。"

护士:"阿姨,敷药后感觉怎么样? 有什么不舒服吗?"

患者:"没有不舒服,挺好的。"

护士:"感觉痒吗?"

患者:"不痒。"

护士:"我能再看看您敷药处的皮肤吗?"

患者:"可以。"

护士:"您局部的皮肤无红疹、无水疱,挺好的,今天谢谢您的配
　　合,呼叫器放在床旁,您随时叫我,我等会儿再来看你。"

整理床单位,酌情打开门窗。

处理用物。

洗手,取口罩,做好记录。

第五节　贴药法

贴药法是将药物贴附于患者体表局部或穴位上的一种操作方
法。其剂型有膏贴、饼贴、叶贴、皮贴、花贴、药膜贴等。临床使用较
多的是膏贴,因膏贴富于粘性,贴在患处能固定位置,同时依赖药物
的作用,达到活血化瘀、消肿定痛、行气消痞、提脓祛腐、避风护肉的
目的。

【目标】

遵医嘱协助治疗,缓解或解除各种疮疡疖肿、跌打损伤、慢性咳
嗽、慢性腹泻等病症的临床症状。

【评估】

1.核对医嘱。了解患者当前的症状、发病部位及致病相关因素。

2.患者贴药处的皮肤情况。

3.患者的年龄、当前精神、心理状态和对治疗的信心。

4.评估患者对温度的感知觉。

【禁忌证】

皮肤过敏者慎用。

【操作要点】

一、环境要求:环境宽敞明亮,治疗台清洁干燥。

二、素质要求:仪表端庄,衣帽整齐,修剪指甲。

三、用物准备:治疗盘,治疗卡,膏药,贴膏药时备乙醇灯,火柴,剪刀,棉花,治疗巾,弯盘。必要时备贴药所需的药物,纱布,胶布,绷带,油膏刀,滑石粉,汽油,棉签,剃毛刀。必要时另备浴巾和屏风。

四、操作程序:

1.转抄医嘱,双人核对医嘱,评估患者。

2.洗手,戴口罩。备齐用物,携至床旁,做好解释,取得合作。再次核对医嘱。

3.根据贴药部位取合适体位,暴露患处(揭去原来贴药),清洁皮肤。

4.根据病灶范围,选择大小合适的膏药,剪去膏药周边四角,将膏药背面置乙醇灯上加温,使之烊化。掺药粉时,边加温边在膏药背面挤捏,使药粉与膏药均匀混合。但不宜过热。

5.操作者先用背面(纸面或布面)接触患者的皮肤,感觉不烫时,在将膏药贴于患处。

6.操作完毕。再次核对医嘱。协助患者穿好衣裤,安置舒适体位,整理床单位,评估患者治疗效果,询问患者需求。

7.清理用物,用物分类消毒处理。

8.洗手,记录并签名。

【指导患者】

不要烘烤,如有丘疹、奇痒或局部红肿立即通知医生。

【注意事项】

1. 贴药的时间一般视病情而定,用于肿疡、疮口溃疡,为了提脓拔毒、生肌收口,定时更换。

2. 膏药应逐渐加温,以烊化为度,过久烘烤易烫伤皮肤或膏药泥外溢。

3. 使用膏药后,如出现皮肤发红,起丘疹、水疱、瘙痒、糜烂等,应停止使用膏药,并向医师汇报处理。

4. 膏药粘性过大,不可去之过早,以防揭除时疮面不慎受伤,再次引起感染。

5. 厚型贴药适用于病在里或肿疡,宜少换;薄型贴药适用于病在浅表或溃疡,宜于勤换。皮肤湿烂疮口腐肉已尽者,宜贴油膏。根据医嘱要求加入香窜药物时(如麝香、丁桂散),不宜烘烤过久,以免降低药效。

【操作沟通】

一、评估时的沟通:

双人核对,转抄治疗卡,再次双人核对,携治疗卡到床前。

护士:"您好! 我是你的责任护士黄×,能告诉我您的名字吗?"

患者:"我叫李×。"

护士:"我能核对一下您的手腕带吗?"

患者:"可以。"

核对手腕带(床号、姓名、住院号、诊断),核对床头卡。

护士:"33床,李×,您主要是哪里不舒服?"

患者:"颈椎病,颈部疼痛有5天了。"

护士:"根据您的病情,遵医嘱行贴药法治疗,它主要有疏通筋
　　络、活血化瘀的作用,从而缓解您的症状。您以前做过这
　　项治疗吗?"

患者:"没有。"

护士:"这项治疗没有痛苦,就是将药物贴敷于颈部,请您不要紧
　　张。您有药物过敏史吗?"

患者:"没有。"

护士:"您对胶布过敏吗?"

患者:"没有。"

护士:"在贴药的过程中如果出现皮肤瘙痒不适,请您及时告诉
　　我好吗?"

患者:"好的。"

护士:"我能看看您颈部的皮肤吗?"

患者:"可以。"

护士:"您颈部的皮肤完整,无破溃,可以做这项治疗。我去准备
　　用物,您需要去趟卫生间吗?"

患者:"不用了。"

护士:"我们等会见。"

评估环境,病房宽敞、整洁、舒适。

二、操作时的沟通:

洗手,戴口罩,准备用物,携用物至病人床旁。

护士:"您好,能再告诉我一遍您的名字吗?"

患者:"可以,我叫李×。"

护士:"我能再核对一下您的手腕带吗?"

患者:"可以。"

再次核对医嘱。核对手腕带(床号、姓名、住院号、诊断),核对床
头卡。核对治疗部位和方法。必要时行屏风遮挡。

护士:"李会计,我们可以开始做治疗了吗?"

患者:"可以,我们开始吧。"

护士:"遵医嘱今天治疗的部位在颈部,请您坐着好吗?"

患者:"好的。"

护士:"可以,为充分地暴露患处,我协助您把衣领翻下来,李会计,是这个部位痛吗?"

患者:"是的。"

护士:"在治疗的过程中为了防止弄脏您的衣物,我在您的肩部上垫一条治疗巾好吗?"

患者:"好的。"

揭去原来的贴药,擦净残余药膏,剃去较长的毛发,范围应大于膏药面积,用生理盐水棉球擦净。

护士:"李会计,您贴药处的皮肤痒吗? "

患者:"不痒。"

护士:"您局部皮肤也没有丘疹、水痘、红等过敏反应,可以继续贴药。"

根据病灶范围,选择大小合适的膏药,遵医嘱加掺药,将膏药背面置乙醇灯上加温,使之烊化,再用背面(纸面或布面)接触患者的皮肤,感觉不烫时,再将膏药贴于患处。

护士:"您觉得这个温度合适吗?"

患者:"可以。"

再次核对医嘱。

三、操作后的沟通:

护士:"膏药贴好了,我帮你把衣服穿好,您需要休息一会吗?"

患者:"不用了。"

护士:"在贴药的过程中,如果皮肤出现丘疹、奇痒或局部红肿,请及时叫我,您平时还要注意休息,避免长时间的伏案工作。"

患者:"好的,谢谢您!"

整理床单位。

消毒用物,归还原处。

洗手,取口罩,记录并签名。

第六节　中药敷脐

中药敷脐治疗是采用纯中药制剂及外治敷脐方法,将敷贴于脐中,通过脐部对药物的吸收,激发经络之气,借以疏通经络,调和气血,调节脏腑的阴阳平衡,具有泄热通腑、消痞除满、行气消水、减轻腹胀的功效。中药敷脐给药途径和内治法不同,但其治疗疾病的原理是一致的,而此方法简单,易操作。

【目标】

遵医嘱协助治疗,缓解或解除各种腹胀、便秘等病症的临床症状。

【评估】

1. 核对医嘱。了解当前的症状、发病部位及致病相关因素。

2. 患者肚脐皮肤情况。

3. 患者的年龄、当前精神、心理状态和对治疗的信心。

【禁忌证】

皮肤过敏者慎用,肚脐破溃者禁用。

【操作要点】

一、环境要求:环境宽敞明亮,治疗台清洁干燥。

二、素质要求:仪表端庄,衣帽整齐,修剪指甲。

三、用物准备:取药粉12克置于药杯中,加适量的陈醋调成糊状备用,一次性敷贴。治疗盘,纱块,一次性中单,弯盘。必要时备浴巾和屏风。

四、操作程序:

1.转抄医嘱,双人核对医嘱,评估患者。

2.洗手,戴口罩。备齐用物,携至床旁,做好解释,取得合作。再次核对医嘱。

3.协助患者取合理体位,松开衣着,暴露肚脐,注意保暖,必要时屏风遮挡。

4.用纱块清洁脐部皮肤,将敷贴敷于肚脐上,固定好,保留10小时。

5.询问病人有无不适,随时观察病情。

6.敷药完毕,再次核对医嘱。协助穿好衣裤,安排舒适体位,整理床单位。评估患者治疗效果,询问患者需求。酌情开窗通风。

7.清理用物,用物分类消毒处理。

8.洗手,记录并签名。

9.10小时后揭掉,用温水擦净皮肤,观察皮肤颜色及完整度。

10.询问病人需要。

【指导患者】

如有丘疹、奇痒、水疱等,立即通知医生,注意不要污染衣服。

【注意事项】

1.敷药的时间一般视病情而定,一般为10小时为宜。

2.中药膏剂温度适宜、调制糊状干湿合适,以免烫伤皮肤或膏药泥外溢。

3.在使用的过程中,如出现皮肤发红,起丘疹、水疱、瘙痒、糜烂等,应停止使用,并向医师汇报处理。

4.药物取出后用温水擦洗。

【操作沟通】

一、评估时的沟通:

双人核对,转抄治疗卡,再次双人核对,携治疗卡到床前。

护士:"您好!我是你的责任护士王×,能告诉我您的名字吗?"

患者:"我叫陈×。"

护士:"我能核对一下您的手腕带吗?"

患者:"可以。"

核对手腕带(床号、姓名、住院号、诊断),核对床头卡。

护士:"12床,陈×,请问您主要是哪里不舒服?"

患者:"我最近几天感觉腹胀不适。"

护士:"根据您的情况,遵医嘱行中药敷脐治疗,它主要将敷贴于
　　　脐中,通过脐部对药物的吸收,激发经络之气,借以疏通经
　　　络,调和气血,调节脏腑的阴阳平衡,具有泄热通腑、消痞
　　　除满、行气消水、减轻腹胀的功效。这是一项简单的操作,
　　　没有任何痛苦,请您不要紧张。"

患者:"好的。"

护士:"您以前有药物过敏史吗?"

患者:"没有。"

护士:"有没有胶布过敏现象?"

患者:"没有。"

护士:"阿姨,我能看一下您肚脐周围的皮肤吗?"

患者:"可以。"

护士:"您肚脐部位的皮肤完整,无肿胀、破溃现象,适合做这项
　　　治疗。请问您其他需要吗?"

患者:"没有。"

护士："我现在去准备用物,等会过来为您做治疗。"

评估环境,病房宽敞、整洁、舒适。

二、操作时的沟通:

洗手,戴口罩,准备用物,携用物至病人床旁。

护士："您好,能再告诉我一遍您的名字吗?"

患者："可以,我叫陈×。"

护士："我能再核对一下您的手腕带吗?"

患者："可以。"

再次核对医嘱。核对手腕带(床号、姓名、住院号、诊断),核对床头卡。核对治疗部位和方法。必要时行屏风遮挡。

护士："12床,陈×阿姨,我现在为您做治疗,准备好了吗?"

患者："准备好了。"

护士："我扶您躺下可以吗?"

患者："可以。"

护士："在治疗的过程中为了防止弄脏您的衣物,我在您的身下垫条一次性中单,我协助您抬一下身体好吗?"

患者："好的。"

护士："为充分暴露敷药部位,我帮您把上衣松开。给您加盖条浴巾以免受凉,好吗?

患者："可以,谢谢了!"

再次核对敷药部位,取下原敷料,用生理盐水棉球擦洗脐部皮肤。

护士："阿姨,您贴胶布部位的皮肤无红肿,感觉痒吗?"

患者："不痒。"

护士："那我现在给您敷药。"

根据敷药面积,取大小合适的敷贴,用油膏刀将所需药物均匀地平摊于敷贴上,厚薄适中。再次核对,将摊好药物的敷贴敷于患处。

三、操作后的沟通:

护士："阿姨,药物贴好了,感觉怎么样?"

患者："还好。"

护士："我帮您整理一下衣服,贴敷的部位不要溅上水,要保持干
　　　燥,减少活动,多休息,敷药部位如果瘙痒不适,呼叫器放
　　　在这,请您及时告诉我,好吗?"

患者："好的,谢谢您!"

10小时后揭掉,用温水擦净皮肤,观察皮肤颜色及完整度。

护士："阿姨,敷药时间到了,感觉怎么样? 有什么不舒服吗?"

患者："没有,挺好的。"

护士："我帮您把药膏揭掉,好吗?"

患者："好的。"

护士："您肚脐周围的皮肤完整,无红疹、无水疱。谢谢您的配
　　　合,呼叫器放在床旁,有事请随时叫我。"

整理床单位。

处理用物。

洗手,取口罩,做好记录。

第七节　冰硝散外敷法

冰硝散外敷法是将所需的药物研碎装入特制布袋中敷贴于患
处,达到消肿止痛、软坚散结目的的一种治疗方法。

【目标】

遵照医嘱进行治疗,解除或缓解淋巴或静脉回流障碍所致的肿
胀、皮肤发硬等。

【评估】

1. 核对医嘱。了解当前的症状、发病部位及致病相关因素。
2. 评估患者治疗部位皮肤情况。
3. 患者的年龄、当前精神、心理状态和对治疗的信心。

【禁忌证】

治疗部位皮肤破损者禁用。

【操作要点】

一、环境要求：环境宽敞明亮，治疗台清洁干燥。

二、素质要求：仪表端庄，衣帽整齐，修剪指甲。

三、用物准备：

1. 遵医嘱备药物(芒硝、冰片)，治疗盘，包布，一次性中单，绷带，弯盘，手消液，容器，搅拌棒，研钵等。必要时备浴巾和屏风。

2. 芒硝袋制作：将芒硝2 000克碾碎晾干，加入冰片10克，备用。根据准备布袋大小，将芒硝冰片分别装入布袋的条格中，每个格中约350克，铺均待用。

四、操作程序：

1. 转抄医嘱，双人核对医嘱，评估患者。

2. 洗手、戴口罩。备齐用物，携至床旁，做好解释，取得合作。再次核对医嘱。

3. 协助患者取舒适卧位，暴露治疗部位，注意保暖。

4. 将装好的药袋平摊于患处，绷带固定，松紧适宜。治疗时间为4~6小时，有些病人如耐受能力差，可适当缩短1~2小时，有些病人可适当延长1~2小时，视情况而定。

5. 操作完毕。再次核对医嘱。协助患者穿好衣裤，安排舒适卧位，整理床单。

6. 15~30分钟巡视病人一次，观察末梢血运情况，询问病人有无不适。

7.评估患者治疗效果,询问患者需求。

8.清理用物,用物分类消毒处理。

9.洗手,记录并签名。

【指导患者】

在治疗过程中出现瘙痒水疱及时告诉医生。

【注意事项】

1.将中药装入药袋后分摊均匀,固定后松紧适度。

2.治疗期间观察病人有无不适,末梢血液循环情况,局部皮肤有无过敏、搔痒、水疱现象。

【操作沟通】

一、评估时的沟通:

双人核对,转抄治疗卡,再次双人核对,携治疗卡到床前。

护士:"您好! 我是你的责任护士小夏,能告诉我您的名字吗?"

患者:"我叫李×。"

护士:"我能核对一下您的手腕带吗?"

患者:"可以。"

核对手腕带(床号、姓名、住院号、诊断),核对床头卡。

护士:"33床,李×,您主要是哪里不舒服?"

患者:"我主要双腿水肿。"

护士:"根据您的病情,遵医嘱行冰硝散外敷治疗,它主要是将药物研碎装入特制布袋中敷贴于您的双腿,达到消肿止痛、软坚散结的目的,从而缓解您的双腿水肿。您以前做过这项治疗吗?"

患者:"没有。"

护士:"这项治疗没有痛苦,就是将制好的药带敷于您的双腿,请您不要紧张。您有药物过敏史吗?"

患者:"没有。"

护士:"您有高血压、糖尿病等慢性病吗?"

患者:"没有。"

护士:"在敷药的过程中如果出现皮肤瘙痒不适,请您及时告诉我好吗?"

患者:"好的。"

护士:"我能看看您双腿的皮肤吗?"

患者:"可以。"

护士:"您双腿的皮肤完整,无破溃,可以做这项治疗。您需要去趟卫生间吗?"

患者:"不用了。"

护士:"我去准备用物,我们等会见。"

评估环境,病房宽敞、整洁、舒适。

二、操作时的沟通:

洗手,戴口罩,准备用物,携用物至病人床旁。

护士:"您好,能再告诉我一遍您的名字吗?"

患者:"可以,我叫李×。"

护士:"我能再核对一下您的手腕带吗?"

患者:"可以。"

再次核对医嘱。核对手腕带(床号、姓名、住院号、诊断),核对床头卡。核对治疗部位和方法。必要时行屏风遮挡。

护士:"李老师,可以开始做治疗了吗?"

患者:"可以。"

护士:"遵医嘱今天治疗的部位在双腿,我协助您躺下好吗?"

患者:"好的。"

护士:"在治疗的过程中为了防止弄脏您的衣物,我在您的裙下垫一条一次性中单,请您抬一下双腿好吗?"

患者:"可以。"

护士:"为充分地暴露患处,我把您的裤腿向上卷一下。"

患者:"好的。"

注意保暖。将装好的药袋平摊于患处,绷带固定,松紧适宜。

护士:"李老师,这样松紧可以吗?"

患者:"可以。"

护士:"李老师,您敷药处的皮肤痒吗?"

患者:"不痒。"

再次核对医嘱。

三、操作后的沟通:

护士:"药敷好了,我帮你把衣服穿好,您再躺会儿休息下好吗?"

患者:"好的。"

护士:"治疗时间需要4~6小时,如果不能耐受,我们会把治疗时间适当缩短1~2小时,根据情况而定。"

患者:"好的。"

护士:"敷药期间注意休息,尽量避免剧烈活动。"

患者:"好的,谢谢您!"

护士:"如果有瘙痒或其他不适,请您及时告诉起我,我也会及时来看您。"

患者:"好的。"

护士:"请问您还有什么需要吗?"

患者:"没有了。"

护士:"如果有需要,呼叫器放在床旁,请您随时呼叫我,我也会随时过来看你的。谢谢您的配合,祝您早日康复。"

整理床单位,撤屏风。

清理用物,用物分类消毒处理。

洗手,取口罩,记录并签名。

第八章　中药热敷疗法

中药热敷疗法是我们的祖先智慧的结晶,他能把我们古老的中医文化和我们现代科学技术完美地结合在一起,最后呈现出一种独特的治疗方法。简单地说,就是把一些中草药方剂放在我们的体表进行热敷、口服和患者体温控制等。这种方法对我们那些顽固性疼痛疾病的治疗和美容、强身、益智、延年等自我保健,具有绝对的优势。本章主要介绍中药塌渍、中药热奄包、中药封包、中药熨法、蜡疗五种热敷疗法的具体操作程序和沟通。

第一节　中药塌渍

中药塌渍是通过药物离子渗透作用,达到活血化瘀、消症散结的作用。

【目标】

1.遵照医嘱进行治疗,减轻或消除局部疼痛、肩背酸痛、肢体麻木、酸胀等症状。

2.缓解或治疗跌打损伤引起的局部瘀血、肿痛。

【评估】

1.评估患者的身体状况及皮肤完整情况。

2.皮肤感知觉,迟钝者掌握适宜的温度。

【禁忌证】

1.身体大血管处、皮肤损伤早期、溃疡、炎症、水疱处忌用。

2.腹部包块性质不明,孕妇腹部及腰骶部,局部无知觉处或反应迟钝者均忌用。

3.各种实证或麻醉未醒者禁用。

4.皮肤对中药过敏者或婴幼儿慎用。

【操作要点】

一、环境要求:环境宽敞明亮,治疗台清洁干燥。

二、素质要求:仪表端庄,衣帽整齐,修剪指甲。

三、物品准备:治疗盘,微波炉,200毫升黄酒,保鲜袋,一次性手套,一次性中单,毛巾,弯盘。必要时备浴巾和屏风。根据医嘱备中药包。

四、操作程序:

1.转抄医嘱,双人核对医嘱,评估患者。

2.洗手,戴口罩。备齐用物,携至床旁,做好解释,取得合作。再次核对医嘱。视季节情况关闭门窗。

3.将200毫升黄酒倒入微波炉碗中,中药袋浸泡其中30分钟,将浸泡好的中药袋放入微波炉高火加热8分钟。

4.协助嘱患者进入治疗室,松开衣着,取平卧位。

5.取出中药袋用毛巾包裹,备齐用物至患者床旁,再次核对医嘱,暴露治疗部位,注意保暖。

6. 将毛巾包裹的药袋置于少腹正中,覆盖保鲜膜。

7. 敷药过程中经常巡视病房,观察病人用药反应,防止烫伤。

8. 30分钟后取下药袋。清洁皮肤。

9. 操作完毕。再次核对医嘱。协助患者穿好衣裤,安置舒适体位,整理床单位,评估患者治疗效果,询问患者需求。

10. 清理用物,用物分类消毒处理。

11. 洗手,记录并签名。

【指导患者】

注意温度,防止烫伤,有无红肿、丘疹、奇痒、水疱等。

【注意事项】

1. 充分暴露治疗部位,注意保护隐私。冬季注意保暖,暴露部位尽量加盖衣被。

2. 根据治疗部位选择适宜的药垫,药液均匀浸泡,干湿度适中,以不滴水为宜。

3. 药液温度以皮肤耐受为度,不可过热,以免烫伤皮肤;若药液已冷,可再加热后浸泡。塌渍包的温度宜为45~60℃。

4. 塌渍过程中要及时观察病情变化,若患者感到疼痛或出现红疹、瘙痒、泛红或水疱,应立即停止操作,并报告医师,配合处理。

5. 治疗完毕半小时尽量不外出,避免感冒。

【操作沟通】

一、评估时的沟通:

双人核对,转抄治疗卡,再次双人核对,携治疗卡到床前。

护士:"您好!我是你的责任护士胡×,能告诉我您的名字吗?"

患者:"我叫赵×。"

护士:"我能核对一下您的手腕带吗?"

患者:"可以。"

核对手腕带(床号、姓名、住院号、诊断),核对床头卡。

护士:"12床,赵×,您这次住院主要是哪里不舒服?"

患者:"我肩周炎。"

护士:"根据您的临床表现,遵医嘱行中药塌渍治疗,它主要将
加热好的中药药包置于您的肩部,通过塌渍的热蒸气使
局部的毛细血管扩张血液循环加速利用其温热达到温经
通络、调和气血、祛湿驱寒的效果,以减轻您的肩痛的一
种外治方法。这是一项简单的操作,没有任何痛苦,请您
不要紧张。"

患者:"好的。"

护士:"大姐,您以前患有高血压、糖尿病吗?"

患者:"没有。"

护士:"您以前有药物过敏史吗?"

患者:"没有。"

护士:"大姐,请问您怀孕了没有?"

患者:"没有。"

护士:"我能看一下您肩部的皮肤吗?"

患者:"可以。"

护士:"您肩部皮肤完整,无破溃,适合做这项治疗。还有其他需
要吗?"

患者:"没有。"

护士:"我现在去准备用物,请稍等。"

评估环境,病房宽敞、整洁、舒适,温度适宜。

二、操作时的沟通:

洗手,戴口罩,准备用物,携用物至病人床旁。

护士:"您好,能再告诉我一遍您的名字吗?"

患者:"可以,我叫赵×。"

护士:"我能再核对一下您的手腕带吗?"

患者:"可以。"

再次核对医嘱。核对手腕带(床号、姓名、住院号、诊断),核对床头卡。核对治疗部位和方法。必要时行屏风遮挡。

护士:"12床,赵×大姐,我现在为您做治疗,准备好了吗?"

患者:"准备好了。"

护士:"我扶您躺下可以吗?"

患者:"可以。"

护士:"这项治疗需要趴下,我协助您翻个身趴下可以吗?"

患者:"可以。"

护士:"很好,在治疗的过程中为了防止弄脏您的衣物,我在您的身下垫一条一次性中单,我协助您抬一下身体好吗?"

患者:"好的。"

护士:"我给您盖条浴巾,注意保暖,您感觉冷吗?"

患者:"不冷,挺好的。"

护士:"大姐,我现在给您做塌渍,好吗?"

患者:"好的。"

再次核对,再次检查局部皮肤情况,温水擦净。将药包加热用毛巾将塌渍包好敷于患者肩部,用治疗巾盖好,将被子盖好。

护士:"大姐,治疗已经做上了,感觉怎么样?"

患者:"挺好的。"

护士:"塌渍治疗需要30分钟,肩部如果感觉烫或者不舒服,请您及时告诉我,好吗?"

患者:"好的,谢谢您!"

在治疗过程中,经常询问患者感觉,随时观察患者局部皮肤情况。

护士:"大姐,治疗时间到了,我帮您把塌渍包取下来,好吗?"

患者:"好的。"

再次核对医嘱。

三、操作后的沟通：

护士："大姐，治疗后感觉怎么样？有什么不舒服吗？"

患者："没有不舒服，挺好的。"

护士："感觉痒吗？"

患者："不痒。"

护士："我能再看看您肩部的皮肤吗？"

患者："可以。"

护士："您局部的皮肤无红疹、无水疱，挺好的。治疗后半小时不能外出，以防感冒。如果有需要，呼叫器放在床旁，请您随时呼叫我，我也会随时过来看你的。谢谢您的配合，祝您早日康复。"

酌情打开门窗，必要时撤掉屏风。

处理用物。

洗手，取口罩，记录。

第二节　中药热奄包

中药热奄包治疗是将加热好的中药药包置于身体的患病部位或身体的某一特定位置如穴位上，通过热奄包的热蒸气使局部的毛细血管扩张，血液循环加速，利用其温热达到温经通络、调和气血、祛湿驱寒目的的一种外治方法。

【目标】

遵照医嘱进行治疗,解除或缓解通过中药热奄包外敷达到消肿止疼活血化瘀、消肿利湿、通经活络的作用。减少疾病发作次数或减轻发作的程度。

【评估】

1.当前主要症状、临床表现、既往史及药物过敏史。

2.患者体质及热奄部位皮肤情况。

3.患者心理状况。

4.皮肤对温度的感知度。

【禁忌证】

1.孕妇的腹部及腰骶部禁用。

2.严重的糖尿病、截瘫、偏瘫、脊髓空洞等感觉神经功能障碍的患者禁用。

3.对药物过敏者禁用。

4.皮肤溃疡、不明肿块或有出血倾向者禁用。

5.24小时急性期内用禁止热敷。

【操作要点】

一、环境要求:环境宽敞明亮,治疗台清洁干燥。

二、素质要求:仪表端庄,衣帽整齐,修剪指甲。

三、物品准备:治疗盘,药桶,配置好的中药,布袋,毛巾,治疗巾,一次性中单,弯盘。必要时备浴巾和屏风。

四、操作程序:

1.转抄医嘱,双人核对医嘱,评估患者。

2.洗手,戴口罩。备齐用物,携至床旁,做好解释,取得合作。再次核对医嘱。

3.协助患者松开衣着,取舒适位,暴露热奄部位。再次检查局部皮肤情况,温水擦净。

4.将药包加热用毛巾将热药包包好敷于病患部位用治疗巾盖好,将被子盖好。

5.在做治疗过程中,经常询问患者感觉,若患者自觉温度过高或不能耐受,及时将热奄包稍放松或在热奄包与患处之间再垫一层毛巾,随时观察患者局部皮肤情况。

6.做完热奄包治疗,检查患者局部皮肤情况,嘱患者暂不吹风。

7.敷药完毕,再次核对医嘱。协助穿好衣裤,安排舒适体位,整理床单位。评估患者治疗效果,询问患者需求。酌情开窗通风。

8.清理用物,用物分类消毒处理。

9.洗手,记录并签名。

【指导患者】

1.治疗过程中局部皮肤可能出现烫伤等情况。

2.治疗过程中局部皮肤产生的烧灼、热烫的感觉应立即停止治疗。

3.治疗过程中局部皮肤可能出现水疱。

【注意事项】

1.询问病人情况有无不适及时处理。

2.留药20~30分钟时勿剧烈活动。留药时间结束后,揭开被子去除药包擦干局部。

3.温度适宜,不宜过烫,一般温度为50~70℃。用药时间每次应间隔5小时。

4.冬季注意患者的保暖。

5.沟通有效、关爱病人、注意保护病人隐私。

【操作沟通】

一、评估时的沟通：

双人核对,转抄治疗卡,再次双人核对,携治疗卡到床前。

护士:"您好！我是你的责任护士张×,能告诉我您的名字吗?"

患者:"我叫蒋×。"

护士:"我能核对一下您的手腕带吗?"

患者:"可以。"

核对手腕带(床号、姓名、住院号、诊断),核对床头卡。

护士:"10床,蒋×,您感觉哪里不舒服?"

患者:"我腰疼。"

护士:"根据您的临床表现,遵医嘱行中药热奄包治疗,它主要将加热好的中药药包置于您的腰部,通过热奄包的热蒸气使局部的毛细血管扩张,血液循环加速,利用其温热达到温经通络、调和气血、祛湿驱寒,以减轻您的腰痛的一种外治方法。这是一项简单的操作,没有任何痛苦,请您不要紧张。"

患者:"好的。"

护士:"阿姨,您以前患有高血压、糖尿病吗?"

患者:"没有。"

护士:"您以前有药物过敏史吗?"

患者:"没有。"

护士:"有没有胶布过敏现象?"

患者:"没有。"

护士:"阿姨,请问您是否在孕期?"

患者:"没有。"

护士:"我能看一下您腰部的皮肤吗?"

患者:"可以。"

护士："您腰部皮肤完整,无破溃,适合做这项治疗。还有其他需
　　要吗?"

患者："没有。"

护士："我现在去准备用物,等会过来为您做治疗,请稍等。"

评估环境,病房宽敞、整洁、舒适,温度适宜。

二、操作时的沟通:

洗手,戴口罩,准备用物,携用物至病人床旁。

护士："您好,能再告诉我一遍您的名字吗?"

患者："可以,我叫蒋×。"

护士："我能再核对一下您的手腕带吗?"

患者："可以。"

再次核对医嘱。核对手腕带(床号、姓名、住院号、诊断),核对床
头卡。核对治疗部位和方法。必要时行屏风遮挡。

护士："10床,蒋阿姨,我现在为您做治疗,准备好了吗?"

患者："准备好了。"

护士："我扶您躺下可以吗?"

患者："可以。"

护士："这项治疗需要趴下,我协助您翻个身可以吗?"

患者："可以。"

护士："在治疗的过程中为了防止弄脏您的衣物,我在您的身下
　　垫一条一次性中单,我协助您抬一下身体好吗?"

患者："好的。"

护士："我给您盖条浴巾,注意保暖,您感觉冷吗?"

患者："不冷,挺好的。"

护士："阿姨,我现在给您做热奄包治疗,好吗?"

患者："好的。"

再次核对,再次检查局部皮肤情况,温水擦净。将药包加热用毛
巾将热奄包包好敷于患者腰部,用治疗巾盖好将被子盖好。

护士:"阿姨,我已经给您做上了,感觉怎么样?"

患者:"挺好的。"

护士:"热奄包治疗需要30分钟,腰部如果感觉烫或者不舒服,请您及时告诉我,好吗?"

患者:"好的,谢谢您!"

在治疗过程中,经常询问患者感觉,随时观察患者局部皮肤情况。

护士:"阿姨,治疗时间到了,我帮您把包取下来,好吗?"

患者:"好的。"

再次核对医嘱。

三、操作后的沟通:

护士:"阿姨,治疗后感觉怎么样? 有什么不舒服吗?"

患者:"没有不舒服,挺好的。"

护士:"我能再看看您腰部的皮肤吗?"

患者:"可以。"

护士:"您腰部的皮肤无红疹、无水疱,挺好的。我协助您平躺,休息一会吧?"

患者:"好的。"

护士:"做完这项治疗不能吹风,尽量不外出,以防着凉。请问您还有需要吗?"

患者:"没有,谢谢您!"

护士:"如果有需要,呼叫器放在床旁,请您随时呼叫我,我也会随时过来看你的。谢谢您的配合,祝您早日康复。"

整理床单位。酌情打开门窗,必要时撤掉屏风。

处理用物。

洗手,取口罩,记录。

第三节 中药封包

中药封包治疗是通过远红外线、磁场共同作用,将治疗包中的中药活化物质(专配的药方)转化为离子状态,透过皮肤,直接作用于患病部位,发挥活血化瘀、疏经通络、祛风除湿、消肿止痛、强筋壮骨、行气止痛等作用。

【目标】

1.遵医嘱用于患处,解除或缓解中风引起的各种肢体麻木乏力、活动不利;颈椎病引起的头晕;腰椎间盘突出引起的腰痛、腰酸等。

2.通过治疗从而起到温通经络、消肿散结、祛湿散寒等作用,达到防病保健、治病强身的目的。

【评估】

1.评估患者当前主要症状、临床表现、既往史及过敏史。

2.局部皮肤情况,有无破溃及感觉迟钝/障碍。

3.患者对热的耐受程度、心理状态。

【禁忌证】

孕妇腹部及腰骶部不宜治疗。对药包药物过敏患者不宜治疗。

【操作要点】

一、环境要求:环境宽敞明亮,治疗台清洁干燥。

二、素质要求:仪表端庄,衣帽整齐,修剪指甲。

三、物品准备:治疗盘,遵医嘱准备药包,双层纱布袋一个,治疗巾,大毛巾,泡药桶,蒸锅,电磁炉,一次性中单,弯盘。必要时备浴巾和屏风。

四、操作程序:

1.转抄医嘱,双人核对医嘱,评估患者。

2.洗手,戴口罩。备齐用物,携至床旁,做好解释,取得合作。再次核对医嘱。

3.协助取合理体位,协助大小便。注意保暖。

4.将患者的衣裤整理好,封包外罩一次性清洁套,置封包于患处(隔着病人的衣物),根据不同部位,选用弹力绷带、胶布或砂袋固定(瘦弱患者骨突处尽量不做封包,若要做时,注意稍绑松一点,随时询问患者感觉)。

5.调封包的温度调节器至低温度处,告知病人封包约几分钟就会有温热的感觉,稍有药味,勿擅自调节药包温度。

6.做封包的过程中,经常询问患者感觉,若患者自觉温度过高或不能耐受,及时将封包稍放松或在封包与患处之间再垫一层布,随时观察患者局部皮肤情况。

7.封包治疗完毕,检查并清洁患者局部皮肤情况。再次核对医嘱。协助患者整理衣物,安置舒适卧位。询问患者需求。嘱患者暂不吹风。酌情开窗通风。

8.清理用物,用物分类消毒处理。

9.洗手,记录并签名。

【指导患者】

1.治疗过程中局部皮肤可能出现烫伤等情况。

2.药包开始加热后会有的淡淡的中药气味。

3.治疗过程中局部皮肤可能出现水疱。若局部皮肤产生烧灼、热烫的感觉,应立即停止治疗。

【注意事项】

1.操作时要注意封包的温度,防止烫伤。

2.在操作过程中密切观察病人反应,发生意外,立即进行处理。

3.发生意外情况及预防:

(1)药物过敏:指患者敷药后局部皮肤出现红疹、瘙痒、水疱症状。

预防及处理:操作前详细询问过敏史,应注意封包治疗时间勿过长,以30分钟为宜。观察病情,发现患者有皮肤发红、瘙痒等现象时及时给予停止治疗,并予温水擦净患处。

(2)烫伤:指因封包温度过高或病人耐受温度低而致病人局部皮肤发红或起水疱、脱皮等。

预防及处理:注意药包的温度,勿过度烘烤造成病人烫伤。若发生烫伤,小水疱可注意保护不用处理,大水疱予以无菌抽液、换药处理。

【操作沟通】

一、评估时的沟通:

双人核对,转抄治疗卡,再次双人核对,携治疗卡到床前。

护士:"您好!我是你的责任护士李×,能告诉我您的名字吗?"

患者:"我叫高×。"

护士:"我能核对一下您的手腕带吗?"

患者:"可以。"

核对手腕带(床号、姓名、住院号、诊断),核对床头卡。

护士:"33床,高×,您主要是哪里不舒服?"

患者:"我主要左侧小腿麻木。"

护士:"根据您的病情,遵医嘱行中药封包治疗,它主要是通过远红外线、磁场共同作用,将治疗包中的中药活化物质(我科主任专配的药方)转化为离子状态,透过皮肤,直接作用于患病部位,发挥活血化瘀、疏经通络、祛风除湿、消肿止痛、强筋壮骨、行气止痛等作用。您以前做过这项治疗吗?"

患者:"没有。"

护士:"这项治疗没有痛苦,请您不要紧张。您有药物过敏史吗?"

患者:"没有。"

护士:"您有高血压、糖尿病等慢性病吗?"

患者:"没有。"

护士:"平时对热的东西敏感吗?"

患者:"还好。"

护士:"我能看看您左腿的皮肤吗?"

患者:"可以。"

护士:"您左腿的皮肤完整,无破溃,可以做这项治疗。您需要去卫生间吗?"

患者:"不用。"

护士:"我去准备用物,请您稍等。"

评估环境,病房宽敞、整洁、舒适,温度适宜。

二、操作时的沟通:

洗手,戴口罩,准备用物,携用物至病人床旁。

护士:"您好,能再告诉我一遍您的名字吗?"

患者:"可以,我叫高×。"

护士:"我能再核对一下您的手腕带吗?"

患者:"可以。"

再次核对医嘱。核对手腕带(床号、姓名、住院号、诊断),核对床头卡。核对治疗部位和方法。必要时行屏风遮挡。

护士:"高阿姨,可以开始做治疗了吗?"

患者:"可以。"

护士:"遵医嘱今天治疗的部位在左腿,您坐着还是躺着?"

患者:"我坐到这个凳子上行吗?"

护士:"行,在治疗的过程中为了防止弄脏您的床单元,我在您的
　　　左腿下垫一条一次性中单,我协助您抬一下左腿好吗?"

患者:"好的。"

护士:"我把您的裤腿整理一下,隔着您的衣物进行治疗。"

患者:"好。"

置封包于患处,调封包的温度。

护士:"高阿姨,药包约几分钟就会有温热的感觉,稍有药味。"

患者:"好。"

护士:"现在有温热的感觉了吗?"

患者:"有了。"

护士:"烫吗?"

患者:"还好。"

护士:"您敷药处的皮肤痒吗? "

患者:"不痒。"

护士:"治疗一般需要30分钟,如果太烫请您及时告诉我,我会及
　　　时将药包稍放松或在封包与患处之间再垫一层布,以免烫
　　　伤您。另外,请您不要擅自调节药包温度。"

患者:"好的。"

在治疗过程中,经常询问患者感觉,随时观察患者局部皮肤情
况。注意保暖。再次核对医嘱。

三、操作后的沟通:

护士:"高阿姨,封包治疗做好了,我帮你把衣服穿好,协助您取
　　　一个舒适体位躺床上休息一会好吗?"

患者:"好的。"

护士:"高阿姨,治疗完后暂不吹风,半个小时不要外出,避免受
　　　寒。如果有其他不适,请您及时告诉起我。"

患者:"好的,谢谢您!"

护士:"请问您还有什么需要吗?"

患者:"没有了。"

护士:"如果有需要,呼叫器放在床旁,请您随时呼叫我,我也会
随时过来看你的。谢谢您的配合,祝您早日康复。"

整理床单位,撤屏风。

消毒物品,归还原处。

洗手,取口罩,记录并签名。

第四节　药熨法

药熨法是将药物或其他物品加热后(白酒或食醋等)在人体局部
或一定穴位,适时来回移动或回旋运转,利用温热之力,将药性通过
体表毛窍透入经络、血脉而达到温经通络、活血行气、散热止痛、祛瘀
消肿作用的一种治疗操作方法。

【目标】

1.减轻或消除脘腹疼痛,腰背酸痛,肢体麻木、酸胀等症状。

2.缓解或治疗呕吐、腹泻,跌打损伤引起的局部瘀血、肿痛。

【评估】

1.核对医嘱。患者是否有感受寒冷史、既往史及药物过敏史。

2.药熨部位的皮肤情况。

3.对热的耐受程度。

4.女性患者是否在月经期或妊娠期(腹部禁用)。

【禁忌证】

1. 身体大血管处、皮肤损伤早期、溃疡、炎症、水疱处忌用。腹部包块性质不明、孕妇腹部、腰骶部,局部无知觉处或反应迟钝者均忌用。

2. 各种实证或麻醉未醒者禁用。

【操作要点】

一、环境要求:环境宽敞明亮,治疗台清洁干燥。

二、素质要求:仪表端庄,衣帽整齐,修剪指甲。

三、物品准备:治疗盘,治疗卡,根据医嘱准备物品,凡士林,棉签,白酒或醋,双层纱布袋2个,炒具(竹铲或竹筷),炒锅,电炉,大毛巾,一次性中单,弯盘。必要时备浴巾和屏风。

四、操作程序:

1. 转抄医嘱,双人核对医嘱,评估患者。

2. 洗手,戴口罩。

3. 将所需的药物用少许白酒或醋搅拌后置于锅中,用文火炒至60~70℃,装入布袋,用大毛巾保温。或将坎离砂放于治疗碗内,加入适量食醋,搅拌后装入布袋,用力揉搓,待温度升高至45~50℃时,即可使用。

4. 备齐用物,治疗车推至床旁,向患者解释药熨的注意事项。再次核对。

5. 协助患者取适宜体位,暴露药熨部位,注意保暖,必要时屏风遮挡。

6. 先于患处涂少量凡士林,将药袋置于患处或相应穴位,用力要均匀,来回推熨或回旋运转,开始时用力要轻,而速度稍快,随着药袋温度的降低,用力可增强,同时速度减慢。药袋温度降低时,可更换药袋。

7.药熨操作过程中应观察局部皮肤颜色情况,并同时询问患者对热感的反应,防止烫伤。

8.药熨操作完毕,擦净局部皮肤。再次核对医嘱。协助患者衣着,安排舒适体位,整理床单位。评估患者治疗效果,询问患者需求。

9.清理物品,用物分类消毒处理。

10.洗手,记录并签名。

【指导患者】

注意温度,防止烫伤,有无红肿、丘疹、奇痒、水疱等。

【注意事项】

1.药熨中保持药袋的温度,冷却后应及时更换或加热。

2.药熨过程中要及时观察病情变化,若患者感到疼痛或出现水疱,应立即停止操作,并报告医师,配合处理。

3.药熨温度适宜,尤其对老年人、婴幼儿实施药熨治疗时,温度不宜过高,避免灼伤。

4.布袋用后消毒,清洗,晒干高压灭菌后备用。

【操作沟通】

一、评估时的沟通:

双人核对,转抄治疗卡,再次双人核对,携治疗卡到床前。

护士:"您好!我是你的责任护士黄×,能告诉我您的名字吗?"

患者:"我叫杨×。"

护士:"我能核对一下您的手腕带吗?"

患者:"可以。"

核对手腕带(床号、姓名、住院号、诊断),核对床头卡。

护士:"17床,杨×,您哪里不舒服?"

患者："我每次来例假腹部都疼痛难忍。"

护士："根据您的临床表现,遵医嘱行热熨治疗,它能松弛肌肉、扩张血管、促进血液循环,具有消炎、消肿、减轻疼痛等作用,可以有效的缓解痛经症状。您以前做过类似治疗吗?"

患者："做过。"

护士："那您应该了解这项治疗没有痛苦,请不要担心。您有外伤史和过敏史吗?"

患者："没有。"

护士："您对温度的敏感度怎样?"

患者："还行。"

护士："今天的治疗部位在腹部,我能看看您腹部的皮肤吗?"

患者："可以。"

护士："您腹部的皮肤完整,无破溃,适合做治疗。这项治疗需10～20分钟,您需要去趟卫生间吗?"

患者："不用。"

护士："我现在去准备用物,请稍等。"

病人神志清,病房宽敞、整洁、舒适,温度适宜。

二、操作时的沟通:

洗手,戴口罩,准备用物,携用物至病人床旁。

护士："您好,能再告诉我一遍您的名字吗?"

患者："我叫杨×。"

护士："我能再核对一下您的手腕带吗?"

患者："可以。"

再次核对医嘱。核对手腕带(床号、姓名、住院号、诊断),核对床头卡。核对治疗部位和方法。必要时行屏风遮挡。

护士："17床,杨×,为了便于操作,请您平躺着,在治疗的过程中为了防止弄脏您的衣物,我在您的身下垫一条一次性中单,我协助您抬一下身体好吗?"

患者:"好的。"

护士:"我帮您将衣服解开,充分暴露患处,盖浴巾,注意保暖。您能再告诉我是哪里不舒服吗?"

患者:"我每次来例假腹部都疼痛难忍。"

护士:"我现在开始为您做治疗。"

局部涂上凡士林,将药袋置于患处熨敷,随时移动药袋,用力来回均匀推熨,开始时用力要轻,而速度稍快,随着药袋温度的降低,用力可增强,同时速度减慢。药袋温度降低时,可更换药袋。

护士:"杨×,您觉得温度合适吗?"

患者:"还好。"

护士:"您局部皮肤颜色微红,无水疱,有其他不适吗?"

患者:"没有,感觉挺好。"

三、操作后的沟通:

护士:"杨×,今天的治疗时间到了,您的腹痛症状缓解一些了吗?"

患者:"好多了,谢谢您!"

擦净皮肤,再次核对医嘱。

护士:"我协助您取一个舒适的体位休息一会儿好吗?"

患者:"不用,我自己来,你去忙吧。"

护士:"好,我给您交代一下吧,您以后在月经期要注意不能用凉水,不能喝冰冻饮料或吃雪糕,要多休息,多吃有营养的食物。"

患者:"好的,知道了。"

护士:"您还有需要吗?"

患者:"没有。"

护士:"呼叫器放在床头,有事请叫我,我也会经常来看您的。谢谢您的配合,祝您早日康复。"

整理床单位,撤屏风。

清理用物,浸泡消毒后,归还原处。

洗手,取口罩,做好记录。

第五节　蜡疗法

蜡疗法是利用加热熔化的医用蜡涂抹贴敷于人体体表以治疗疾病的一种方法,称蜡疗法。

一方面利用加热的医用蜡贴敷于人体体表或某些穴位上,产生刺激作用或温热作用,使局部血管扩张,起到温通经络、行气活血、消肿定痛之功效。另一方面,热蜡在冷却过程中,产生柔和的机械压迫作用,促进渗出液的吸收,达到消肿止痛的目的一种治疗方法。

蜡疗法的种类包括黄蜡疗法、石蜡疗法、地蜡疗法等。

【目标】

1.遵照医嘱进行治疗,缓解或减轻各种损伤及劳损、关节病变、外伤或手术后遗症、神经炎、周围性面神经麻痹、神经痛、神经性皮炎、皮肤硬化症、湿疹、疥疮、肌炎、骨髓炎等。

2.减轻腕痛、腹痛、虚寒泄泻、胃肠神经官能症、胃炎、胆囊炎等。

3.治疗慢性盆腔炎、不孕症等。

【评估】

1.患者当前的主要症状、相关因素、是否对蜡过敏。

2.评估病人的当前的心理状态、体质、形体、耐受能力等。

3.准确检查病人的发病部位及局部皮肤情况。

4.了解病人的性别、年龄,女性病人须了解月经情况。

【禁忌证】

感觉障碍、心肾功能衰竭、恶性肿瘤、有出血倾向、结核、化脓性感染、伤面渗出未停止者及婴幼儿禁用此法。

【操作要点】

一、环境要求：环境宽敞明亮，治疗台清洁干燥。

二、素质要求：仪表端庄，衣帽整齐，修剪指甲。

三、物品准备：

（1）黄蜡疗法用物：蜡末或蜡饼，白面粉，水，消毒湿毛巾，铜勺，炭及炭炉或艾绒，火源等。

（2）石蜡和地蜡疗法用物：热蜡液，无菌纱布，无菌小刷，无菌钳、镊各1把，小棉被或大毛巾，橡皮袋或瓷盘，小刀，绷带和大棉垫，温度计，小面盆等。

（3）治疗前，将石蜡块加热使之完全熔化，达80℃以上，备用。

（4）另备一次性中单，弯盘。必要时备浴巾和屏风。

四、操作程序：

1. 转抄医嘱，双人核对医嘱，评估患者。

2. 洗手，戴口罩。备齐用物，携至床旁，做好解释，取得合作。再次核对医嘱。

3. 协助患者松开衣着。根据不同治疗部位选择病人舒适持久的体位。

4. 按医嘱选择蜡疗的种类和方法。

5. 操作过程，随时观察病人的局部和全身情况。

6. 操作完毕。再次核对医嘱。整理床单位，置病人舒适体位，嘱病人休息30分钟，评估患者治疗效果，询问患者需求。

7. 清理物品，用物分类消毒处理。

8. 洗手，记录并签名。

【指导患者】

蜡疗过程中注意防烫伤及出现过敏现象。

【注意事项】

1. 操作加热医用蜡时,要采用隔水加热法,以防烧焦或燃烧。

2. 蜡疗的温度,要因人因病而异,既防温度过低而影响疗效,又防温度过高而烫伤皮肤。

3. 蜡疗过程中随时观察患者反应,若出现过敏现象要立即停止蜡疗。

4. 用过的蜡,其性能(可塑性及粘滞性)降低,重复使用时,每次要加入15%~25%新蜡。用于创面或体腔部位的蜡,不能再做蜡疗。

【操作沟通】

一、评估时的沟通:

双人核对,转抄治疗卡,再次双人核对,携治疗卡到床前。

护士:"您好!我是你的责任护士余×,能告诉我您的名字吗?"

患者:"我叫杨×。"

护士:"我能核对一下您的手腕带吗?"

患者:"可以。"

核对手腕带(床号、姓名、住院号、诊断),核对床头卡。

护士:"30床,杨×,您主要是哪里不舒服?"

患者:"我主要风湿,双手关节僵硬疼痛。"

护士:"根据您的病情,遵医嘱行蜡疗治疗,它主要是把加热的医用蜡贴敷于您的双手,产生温热作用,使局部血管扩张,起到温通经络、行气活血、消肿定痛之功效。另一方面,热蜡在冷却过程中,产生柔和的机械压迫作用,促进渗出液的吸收,达到消肿止痛的目的一种治疗方法。您以前做过这项治疗吗?"

患者:"没有。"

护士:"这项治疗没有痛苦,请您不要紧张。您有药物过敏史吗? 对蜡过敏吗?"

患者:"都不过敏。"

护士:"您有高血压、糖尿病等慢性病吗?"

患者:"没有。"

护士:"您对温度敏感吗? 月经每次来的正常不,规律吗?"

患者:"我不怕热,怕冷。月经倒是规律,就是颜色暗,量少。"

护士:"我能看看您双手的皮肤吗?"

患者:"可以。"

护士:"您双手的皮肤完整,无破溃,可以做这项治疗。我去准备用物,您需要去卫生间吗?"

患者:"不用。"

护士:"我去准备用物,请稍等,我们等会见。"

评估环境,病房宽敞、整洁、舒适,温度适宜。

二、操作时的沟通:

洗手,戴口罩,准备用物,携用物至病人床旁。

护士:"您好,能再告诉我一遍您的名字吗?"

患者:"可以,我叫杨×。"

护士:"我能再核对一下您的手腕带吗?"

患者:"可以。"

再次核对医嘱。核对手腕带(床号、姓名、住院号、诊断),核对床头卡。核对治疗部位和方法。必要时行屏风遮挡。

护士:"杨老师,我们可以开始做治疗了吗?"

患者:"可以。"

护士:"遵医嘱今天治疗的部位在双手,您坐着还是躺着?"

患者:"我坐到这个凳子上行吗?"

护士:"可以,在治疗的过程中为了防止弄脏您的衣物,我在您的
　　　双手下垫一条一次性中单,我协助您抬一下双手好吗?"

患者:"好的。"

护士:"我把您的袖子整理好,免得打湿您的衣服。"

患者:"好。"

按医嘱选择蜡疗的种类和方法,置温度适宜的蜡于患处,观察病
人的局部和全身情况。

护士:"杨老师,感觉烫吗?"

患者:"不烫。"

护士:"您敷蜡处的皮肤痒吗？"

患者:"不痒。"

护士:"治疗一般需要30分钟,如果有什么不舒服请您及时告诉
　　　我,好吗?"

患者:"好的。"

再次核对医嘱。

三、操作后的沟通:

护士:"杨老师,蜡疗治疗做好了,我帮你把衣服整理好,协助您
　　　取一个舒适体位躺床上休息一会好吗?"

患者:"好的。"

护士:"治疗完后双手不要接触冷水,半个小时不要外出,避免受寒。"

患者:"好的,谢谢您!"

护士:"如果有其他不适,请您及时告诉起我。"

患者:"好的。"

护士:"请问您还有什么需要吗?"

患者:"没有了。"

护士:"如果有需要,呼叫器放在床旁,请您随时呼叫我,我也会
　　　随时过来看你的。谢谢您的配合,祝您早日康复。"

整理床单位,撤屏风。

消毒物品,归还原处。

洗手,取口罩,记录并签名。

【蜡疗的种类和方法】

一、黄蜡疗法:

1. 炭蜡法:暴露患处,用白面和水揉成面泥,搓成直径为1厘米左右的细条状,围放在患部四周,面圈内撒上黄蜡末或贴敷黄蜡饼约1厘米厚,面圈外皮肤以物覆盖,以防灼伤健康皮肤。然后用铜勺盛炭火,置蜡上烘烤,随化随添蜡末,直至蜡与所围面圈高度平满为止,蜡冷后去掉,隔日1次。

2. 艾蜡法:操作方法基本同"炭蜡法"。只是在熔化黄蜡时,蜡末上铺撒艾绒,以点燃的艾绒使蜡融化。

二、石蜡疗法:

1. 蜡布贴敷法:用无菌纱布垫浸蘸热蜡液,待冷却至患者能耐受之温度,贴敷于治疗部位上,然后用另一块较小的,温度在60~65℃的高温热蜡布,盖在第一块蜡布上,用棉被、大毛巾等物品覆盖保温。每日或隔日1次,每次治疗30分钟,15次为一疗程。

2. 蜡饼贴敷法:将适量石蜡加热熔化,倒入一盘底内铺有一层胶布的瓷盘中,厚度为2~3厘米,但蜡层表面温度降至50℃左右时,连同胶布一同起出,贴敷于患处,也可不在瓷盘中放胶布,直接倾蜡入盘,待盘中石蜡冷却成饼后,用刀分离切成适当块状置放患处,保温包扎。每次治疗30分钟,15次为一疗程。

3. 蜡袋贴敷法:将石蜡熔化后装入橡皮袋内,或将石蜡装入袋内再行熔化,蜡液应占袋装容积的1/3左右,待蜡袋表面温度达治疗所需之时,即可贴敷于患处。

4. 蜡液涂贴法:将石蜡加热到100℃,经15分钟消毒后,冷却到50~60℃,用无菌毛刷向患处涂抹。在涂抹第一层蜡液时,要尽量做到厚薄均匀,面积大些,以形成保护膜。此后可涂抹温度稍高一些的石蜡液,但不致烫伤皮肤,各层尽快涂抹,厚度达1厘米为止,最后以保温物品(如棉垫)包裹。

5.蜡液浸泡法:将医用石蜡间接熔化,放入保温器皿中,温度控制在55.5~57.5℃为宜,将患部浸入蜡液之中(形成较厚蜡层时开始计算浸入蜡液的时间),15分钟后抽出。脱去蜡层,每日1~2次,15次为一疗程。本法以四肢疾患为宜。

此外还有浇蜡法;喷雾法;面部、眼部涂蜡法;阴道石蜡栓塞法等多种。

三、地蜡疗法:地蜡的熔点为52~55℃,其性质和作用与石蜡相似,使用方法与石蜡大致相同。

第九章　其　　他

本章共介绍七种中医操作适宜技术的操作程序和沟通,具体有经络导平法、中药离子导入法、中药雾化、中医五行音乐特色疗法、中药保留灌肠、红外线疗法、牵引法。

第一节　经络导平法

经络导平法又称"生物电子激导平衡疗法"。是将针灸、推拿、理疗三重功能有机地结合在一起,应用现代电子仪器作用于机体平衡。以中医阴阳理论为指导,将经络学说和现代生物电子运动平衡学说相结合。利用低频率的高压电能代替针刺的机械能,补其不足,泻其有余,调整阴阳,激导机体内的"生物电子"由不平衡转化成平衡的一种有效治疗方法。

【目标】

遵医嘱治疗内、外、妇、儿、骨伤、神经各科的多种疾病。缓解和减轻多种疾病引起的痛症。

【评估】

1. 评估患者既往史、症状、相关因素及心理状态。

2. 评估患者操作部位皮肤。

【禁忌证】

1. 对高血压病和心脏病较重的患者,不宜做导平治疗,一般心脏病患者不宜在胸前区取穴。

2. 对出血性疾病,恶性肿瘤,骨折初期及化脓急性期,局部禁止取穴。

3. 高度近视或眼底出血,视网膜剥离患者不能在头部取穴。

4. 各种损伤后的急性期局部不宜取穴。

5. 局部皮肤溃破者不宜用本法。

【操作要点】

一、环境要求:环境宽敞明亮,治疗台清洁干燥。

二、素质要求:仪表端庄,衣帽整齐,修剪指甲。

三、物品准备:治疗仪,治疗盘,盐水,电极,大浴巾,弯盘,粘带,一次性中单。必要时备浴巾和屏风。

四、操作程序:

1. 转抄医嘱,双人核对医嘱,评估患者。

2. 洗手、戴口罩。备齐用物,携至床旁,做好解释,取得合作。再次核对医嘱。

3. 协助患者松开衣着。取合理体位。

4. 接通电源,检查全部旋钮是否调至"0"位。

5. 根据病症,选择治疗所需的穴位。

6. 将电极用湿棉垫固定在穴位上,负极放在主穴上,正极放在配穴上,电极必须压紧,防止移位。

7.将导线插头按"极性"需要,分别插入输出孔,注意极性不要插错。

8.准备完毕再启动开关,调整分调旋钮(顺时针为增强. 逆时针为减弱),调节幅度、强度,由小逐渐增大,至患者能耐受的最大刺激量。

(1)在治疗肩周炎、颈椎病和坐骨神经痛时,治疗15～30分钟后,可将正负极插线互相交换,变换极性,提高疗效。

(2)在治疗四肢末梢神经炎、神经痛、雷诺征、指关节疼痛时,可用水浴法。准备半盆(勿用金属制品)温水,将负极线插头浸入盆中,正极放在穴位上或病变部。患者的手放在盆底,让水浸没,插头切勿触及皮肤。

(3)在对实证患者治疗时采用的泻法,3～5分必须递增刺激电量,新型导平治疗仪设"自增"装置,并有遥控开关,在电流自增到一定程度,患者自感为最大耐受量时,可利用遥控开关停止自增,如患者还需加大电量,可利用遥控开关再将"自增"开关打开。

(4)一般急性病患者每次治疗时间为20～40分钟,每日1次或2次,10次为一疗程;慢性病患者每次治疗时间为30～60分钟,每日1次,20次为一疗程。

9.治疗结束时,定时器自动报告,先关闭电源,这时可按顺序先关总调,再关输出,然后将电极全部取下。

10.操作完毕。清洁患者局部皮肤。再次核对医嘱。整理床单位,协助舒适体位,评估患者治疗效果,询问患者需求。

11.清理物品,用物分类消毒处理。消毒棉垫,备下次使用。治疗仪消毒擦干。

12.洗手,记录并签名。

【指导患者】

在过程中注意防止电灼伤现象。

【注意事项】

1.治疗时,避免刺激造成疼痛。尤其是虚弱者,宜采用补法,功率不宜过强。

2.治疗时,如出现晕针现象,应立刻停止治疗,静卧片刻,喝些热开水即可恢复。

3.治疗时,严禁棉垫滑脱,以防金属片直接接触皮肤,导致金属电极灼伤皮肤。

4.两侧肢体接线不能左右交叉,避免电流通过心脏。

5.对极度虚弱的病人,不应用泻法,用补法时电流不宜过强。

【操作沟通】

一、评估时的沟通:

双人核对,转抄治疗卡,再次双人核对,携治疗卡到床前。

护士:"您好! 我是你的责任护士金×,能告诉我您的名字吗?"

患者:"我叫涂×。"

护士:"我能核对一下您的手腕带吗?"

患者:"可以。"

核对手腕带(床号、姓名、住院号、诊断),核对床头卡。

护士:"37床,涂×,您主要是哪里不舒服?"

患者:"我主要感觉背部疼痛。"

护士:"根据您的病情,遵医嘱行经络导平治疗,它主要是利用低频率的高压电能代替针刺的机械能,补其不足,泻其有余,调整阴阳,维持平衡的一种有效治疗方法。请问您以前做过这项治疗吗?"

患者:"没有。"

护士:"这项治疗没有痛苦,请您不要担心,配合我就行。您吃饭了没有?"

患者:"吃了。"

护士:"您患有高血压、糖尿病等慢性病吗?"

患者:"没有。"

护士:"这项治疗在背部,我能看看您背部的皮肤吗?"

患者:"可以。"

护士:"您背部的皮肤完整,无破溃,可以做这项治疗。"

患者:"好。"

护士:"在治疗的过程中如果出现不适,请您及时告诉我好吗?"

患者:"好的。"

护士:"我去准备用物,您需要去卫生间吗?"

患者:"不用。"

护士:"我们等会见。"

评估环境,病房宽敞、整洁、舒适,温度适宜。

二、操作时的沟通:

洗手,戴口罩,准备用物,携用物至病人床旁。

护士:"您好,能再告诉我一遍您的名字吗?"

患者:"可以,我叫涂×。"

护士:"我能再核对一下您的手腕带吗?"

患者:"可以。"

再次核对医嘱。核对手腕带(床号、姓名、住院号、诊断),核对床头卡。核对治疗部位和方法。必要时行屏风遮挡。

护士:"涂大姐,我们可以开始做治疗了吗?"

患者:"可以。"

护士:"遵医嘱今天治疗的部位在背部,我协助您躺着趴下,好吗?"

患者:"好的。"

护士:"在治疗的过程中为了防止弄脏您的衣物,我在您的肩背部垫一条一次性中单,我协助您抬一下身体好吗?"

患者:"好的。"

护士:"为了便于操作,我把您的衣服解开,暴露您背部皮肤。"

患者:"好。"

接通电源,旋钮调至"0"位。根据病症,选择治疗所需穴位。电极用湿棉垫固定在穴位上,负极放在主穴上,正极放在配穴上,压紧。启动开关,调整分调旋钮,调节幅度、强度,由小逐渐增大,至患者能耐受的最大刺激量。

护士:"涂大姐,我现在打开流量旋钮了,您感觉到有跳动和酸麻的感觉吗?"

患者:"感觉到了。"

护士:"我正在调整流量,您感觉强度大不、能耐受吗?"

患者:"可以,挺好的。"

护士:"好的,这项治疗需要30分钟,为了增强疗效,治疗15~30分钟后,我会将正负极插线互相交换。在治疗过程中如果有什么不舒服请您及时告诉我,好吗?"

患者:"好的。"

护士:"涂大姐,感觉怎么样?现在15分钟了,我把电极调整一下,如果有不适,请您及时告知我,可以吗?"

患者:"好的。"

再次核对医嘱。

三、操作后的沟通:

护士:"治疗时间到了,我帮您把电极片取一下好吗?"

患者:"好的。"

护士:"涂大姐,您的治疗部位皮肤完整,无灼伤。我帮您把衣服穿好,协助您取一个舒适体位,静卧一会,以免头晕。可以喝点水。如果有其他不适,请您及时告诉我。"

患者:"好的,谢谢您!"

护士:"请问您还有什么需要吗?"

患者:"没有了。"

护士:"如果有需要,呼叫器放在床旁,请您随时呼叫我,我也会随时过来看你的。谢谢您的配合,祝您早日康复。"

整理床单位,撤屏风。

消毒物品,归还原处。

洗手,取口罩,记录并签名。

【电极选穴】

1. 感冒:

风府(+)、大椎(-)、迎香(-)、合谷(+)。前额头痛加头维(+),两侧头痛加太阳(-)。

2. 咳嗽:

肺俞(-)、天突(+)、膻中(-)、列缺(+)、尺泽(-)、丰隆(+)。

3. 哮喘:

关元(-)、气海(+)、肺俞(-)、太渊(+)、鱼际(-)、丰隆(+)。

4. 头痛:

前额痛:头维(+)、合谷(-);

偏头痛:太阳(+)、外关(-);

后头痛:风池(-)、后溪(+);巅顶痛:百会(+)、风府(+)、太冲(-)。

5. 高血压:

合谷(-)、太冲(+)、足三里(-)、曲池(+)。

6. 晕眩头针:

晕听区(+)、内关(-)、足三里(-)、三阴交(+)。

7. 失眠:

神门(-)、合谷(+)、太溪(-)、三阴交(+)。

8. 胃痛:

内关(+)、公孙(-)、足三里(+)、梁丘(-)。

9. 胁肋痛：

外关(+)、阳陵泉(-)、肝俞(-)、胆俞(+)。

10、腹泻：

天枢(-)、大肠俞(+)、足三里(-)、上巨墟(+)。

11. 尿路感染：

中极(-)、气海(+)、太冲(+)、阴陵泉(-)。

12. 前列腺炎：

中极(-)、曲骨(+)、合谷(-)、次修(-)、膀胱俞(+)。

13. 面瘫：

翳风(-)、下关(+)、阳白(-)、颊车(+)、合谷(-)、风池(+)。

14. 三叉神经痛：

攒竹(+)、翳风(-)、下关(+)、颊车(-)、行间(+)、合谷(-)。

15. 颞颌关节炎：

下关(+)、翳风(-)、合谷(+)、内庭(-)。

16. 腰痛：

大肠俞(-)、次修(+)、委中(-)、承山(+)。

17. 坐骨神经痛：

大肠俞(-)、秩边(+)、环跳(-)、委中(+)、肾俞(-)、次修(+)、
环跳(-)、阳陵泉(+)、昆仑(-)。

18. 肩周炎：

肩骨禺(-)、臂臑(+)、肩修(-)、肩内俞(+)、曲池(-)。

19. 网球肘：

天应穴(-)、手三里(+)、外关(-)、合谷(+)。

20. 膝关节病：

犊鼻(-)、阳陵泉(+)、阴陵泉(-)、太冲(+)。

21. 踝关节扭伤：

昆仑(-)、丘墟(+)、解溪(-)、天应穴(+)。

22. 颈椎病：

　　天柱(－)、大椎(＋)、风池(＋)、外关(－)、后溪(＋)。

23. 中风后遗症：

　　上肢：肩髃(－)、曲池(＋)、外关(－)、合谷(＋)；

　　下肢：环跳(－)、阳陵泉(＋)、悬钟(－)、太冲(＋)。

24. 脉管炎：

　　上肢：曲池(－)、三阳络(＋)、八邪(＋)(－)；

　　下肢：阳陵泉(－)、绝骨(＋)、八风(－)(＋)。

25. 慢性鼻炎：

　　迎香(＋)、合谷－一)。

26. 神经性耳聋：

　　听宫(＋)、翳风(－)、中渚(－)、外关(＋)。

27. 戒烟：

　　列缺(－)、合谷(＋)、脾俞(－)、肺俞(＋)。

28. 减肥：

　　天枢(－)、大横(＋)、关元(－)、气海(＋)、阴陵泉(－)、丰隆(＋)。

第二节　中药离子导入法

　　中药离子导入法是用直流电电场(或低频脉冲电场)的作用,将中药药液中的分子电离子,使其经皮肤或黏膜进入人体的一种治疗方法,具有活血化瘀、软坚散结、抗炎镇痛等作用。

【目标】

　　遵照医嘱进行治疗,缓解疼痛,减轻或消除炎症反应。

【评估】

1. 核对医嘱,评估病人既往史、过敏史、目前症状、发病部位及相关因素。

2. 病人局部皮肤情况,目前心理状态。

3. 药物属性与作用。

【禁忌证】

1. 高热、恶病质、心力衰竭、湿疹、妊娠、有出血倾向者,治疗部位有金属异物者,带有心脏起搏器者,对直流电不能耐受者,禁用本法。

2. 孕妇、婴儿慎用。

3. 药物、皮肤过敏者慎用。

【操作要点】

一、环境要求: 环境宽敞明亮,治疗台清洁干燥。

二、素质要求: 仪表端庄,衣帽整齐,修剪指甲。

三、物品准备: 直流感电疗机一台,遵医嘱备中药药物,治疗碗,纱布块或衬垫,镊子,尼龙搭扣或沙包,塑料薄膜,绷带,一次性中单,弯盘。必要时备浴巾和屏风。

四、操作程序:

1. 转抄医嘱,双人核对医嘱,评估患者。

2. 洗手、戴口罩。备齐用物,携至床旁,做好解释,取得合作。再次核对医嘱。

3. 协助患者松开衣着。适宜体位,充分暴露治疗部位,保暖。必要时屏风遮挡。

4. 取中药药液倒入药杯摇匀,取纱布两块,折叠四层如电极板大小,放入药杯中充分浸湿。

5. 打开电源总开关。

6. 将药液纱布压敷在电极板上,将电极板固定在治疗部位。

7. 选择治疗时间,再选择治疗部位,然后选择治疗处方,调节治疗强度和温度以患者能承受为止。

8. 过程中,询问患者感受,观察患者局部及全身情况。

9. 治疗结束,取下电极,关闭电源。再次核对医嘱。

10. 整理床单位,协助舒适体位,评估患者治疗效果,询问患者需求。

11. 清理物品,将配件清洗晾干、备用。

12. 洗手,记录并签名。

【指导患者】

治疗过程中如电流过大过强或皮肤瘙痒及时告知。

【注意事项】

1. 操作环境宜温暖,暴露治疗部位,保护患者隐私,注意保暖。

2. 衬垫须有标志,正负极要分开;要求一个垫供一种药使用,用后以清水(不含任何洗涤剂)洗净,备消毒水,防止寄生残留或离子互相沾染。

3. 打开开关时注意电流应由小逐渐增至所需量,以免病人有电击感,电极板不能直接接触皮肤,必须安放在衬垫上。治疗时要防止电板滑出衬垫灼伤皮肤。

4. 治疗过程中要全程观察病人反应,及时调节合适电流量,若出现红疹、瘙痒、水疱等情况,立即报告医师,遵医嘱予以处置。

5. 局部皮肤出现瘙痒等皮肤过敏情况,可用皮炎平霜等抗过敏外用药涂擦或暂时不使用本法等。

【操作沟通】

一、评估时的沟通:

双人核对,转抄治疗卡,再次双人核对,携治疗卡到床前。

护士:"您好！我是你的责任护士高×,能告诉我您的名字吗?"

患者:"我叫刘×。"

护士:"我能核对一下您的手腕带吗?"

患者:"可以。"

核对手腕带(床号、姓名、住院号、诊断),核对床头卡。

护士:"28床,刘×,您主要是哪里不舒服?"

患者:"我主要感觉双腿疼痛。"

护士:"根据您的病情,遵医嘱行中药离子导入治疗,主要是用直流电电场(或低频脉冲电场)的作用,将中药药液中的分子电离子进入皮肤或黏膜的一种治疗方法,具有活血化瘀、软坚散结、抗炎镇痛等作用。请问您以前做过这项治疗吗?"

患者:"没有。"

护士:"这项治疗没有什么痛苦,请您不要担心,配合我就行。您对中药过敏吗? 皮肤长过湿疹吗?"

患者:"没有过敏,皮肤也挺好。"

护士:"您有高血压、心脏病等慢性病吗?"

患者:"没有。"

护士:"请问您凝血功能还好吧? 体内植入过金属异物吗?"

患者:"没有。"

护士:"这项治疗在双侧小腿,我能看看您双侧小腿的皮肤吗?"

患者:"可以。"

护士:"您双侧小腿的皮肤完整,无破溃,可以做这项治疗。"

患者:"好的。"

护士:"在治疗的过程中如果出现不适,请您及时告诉我好吗?"

患者:"好的。"

护士:"我去准备用物,您需要去卫生间吗?"

患者:"不用。"

护士:"好的,我们等会儿见。"

评估环境,病房宽敞、整洁、舒适,温度适宜。

二、操作时的沟通:

洗手,戴口罩,准备用物,携用物至病人床旁。

护士:"您好,能再告诉我一遍您的名字吗?"

患者:"可以,我叫刘×。"

护士:"我能再核对一下您的手腕带吗?"

患者:"可以。"

再次核对医嘱。核对手腕带(床号、姓名、住院号、诊断),核对床头卡。核对治疗部位和方法。必要时行屏风遮挡。

护士:"刘大哥,您准备好了吗? 治疗可以开始了吗?"

患者:"可以。"

护士:"遵医嘱今天治疗的部位在双侧小腿,我协助您躺着卧下,好吗?"

患者:"好的。"

护士:"在治疗的过程中为了防止弄脏您的衣物,我在您的双腿下垫一条一次性中单,我协助您抬一下双腿好吗?"

患者:"好的。"

护士:"为了便于操作,我把您的裤腿卷起来,暴露您双侧小腿皮肤。"

患者:"好。"

打开电源总开关。选择治疗部位,将药液纱布压敷在电极板上,将电极板固定在治疗部位。调节治疗强度和温度。

护士:"刘大哥,感觉强度大不? 能耐受吗?"

患者:"可以。"

再次核对医嘱。

护士:"这项治疗需要30分钟,如果在治疗过程中皮肤出现瘙痒或其他不适,请您及时告诉我,不过请您放心,我会一直守候在您的身旁的。"

患者:"好的。"

三、操作后的沟通：

护士："刘大哥,治疗结束了,感觉怎么样?"

患者："挺好的。"

护士："我帮您把衣服穿好,协助您在床上躺会儿,休息一下好吗?"

患者："好的,谢谢您!"

护士："请问您还有什么需要吗?"

患者："没有了。"

护士："如果有需要,呼叫器放在床旁,请您随时呼叫我,我也会随时过来看你的。谢谢您的配合,祝您早日康复。"

整理床单位,撤屏风。

消毒物品,归还原处。

洗手,取口罩,记录并签名。

第三节　中药雾化吸入疗法

中药雾化吸入疗法是现代呼吸系统疾病治疗的重要方法之一。是指经雾化装置的中药液体变成微小雾粒或雾滴,悬浮于吸入气中,使气道湿化和中药药液吸入呼吸道,以达到呼吸道黏膜湿润、祛痰、止喘等目的。

【目标】

遵照医嘱进行治疗,保持吸道黏膜湿润、祛痰、止喘。用于支气管麻醉,如支气管镜检术前麻醉。作为抗过敏或脱敏疗法的一种途径,吸入抗过敏药物或疫苗接种。

【评估】

1. 患者当前主要症状、临床表现、既往史及药物过敏史。

2. 患者对雾化合作的耐受程度。

3. 患者的心理状态。

【禁忌证】

自发性气胸及肺大泡患者慎用。

【操作要点】

一、环境要求：环境宽敞明亮，治疗台清洁干燥。

二、素质要求：仪表端庄，衣帽整齐，修剪指甲。

三、物品准备：治疗车，超声雾化器一套，中药药液，冷开水，水温计，治疗巾，弯盘。必要时备浴巾和屏风。

四、操作程序：

1. 转抄医嘱，双人核对医嘱，评估患者。

2. 洗手，戴口罩。备齐用物，携至床旁，做好解释，取得合作。再次核对医嘱。

3. 协助患者松开衣着。按针刺部位，取合理体位，充分暴露治疗部位，保暖。必要时屏风遮挡。

4. 连接雾化器各部位，检查性能，水槽内加冷开水250毫升液面高约30厘米、浸没雾化罐底的透声膜，罐内放入中药药液30~50毫升，罐盖拧紧，放入水槽，将水槽盖紧。

5. 接通电源，打开电源开关，预热3分钟，再开雾化器开关。

6. 根据需要调节雾量，将口含嘴或面罩罩住口鼻，嘱深呼吸，吸入20分钟。注意水槽内水温不超过60℃。

7. 治疗毕，取下口含嘴或面罩，先关雾化开关，再关电源开关。擦干净患者面部。再次核对医嘱。

8. 整理床单位,协助舒适体位,评估患者治疗效果,询问患者需求。

9. 清理物品,雾化器倒掉水槽内水,消毒,擦干。

10. 洗手,记录并签名。

【指导患者】

雾化吸入时间不易过长,以防大量蒸汽吸入,影响肺功能;避免呼吸道交叉感染。

【注意事项】

1. 指导患者取坐位或侧卧位,用口缓慢吸气,用鼻缓慢呼气,以使吸入的雾粒在气道沉降。

2. 注意保护雾化罐底部的透声膜及晶体换能器,质脆易破碎,在操作清洗过程作中,动作轻柔,防止损坏。

3. 水槽内应保持足够的水量,水温不超过60℃。连续使用雾化器时,中间需间隔30分钟。

4. 中药加水浸泡30分钟后浓煮成20毫升一剂,装入无菌袋中。中药雾化每日2次,每次20毫升,一周一疗程,间隔2~3天后再行之治疗,同时配合中药口服以扶正固本。

5. 观察患者吸入药液后的反应,如有不适立即停止,通知医生并配合处理。

【操作沟通】

一、评估时的沟通:

双人核对,转抄治疗卡,再次双人核对,携治疗卡到床前。

护士:"您好!我是你的责任护士徐×,能告诉我您的名字吗?"

患者:"我叫韩×。"

护士:"我能核对一下您的手腕带吗?"

患者:"可以。"

核对手腕带(床号、姓名、住院号、诊断),核对床头卡。

护士:"29床,韩×,您主要是哪里不舒服?"

患者:"我主要是咳嗽,咳痰,医生说我患了肺炎。"

护士:"根据您的病情,遵医嘱行中药雾化吸入治疗,是将中药汤剂经雾化装置,变成微小雾粒或雾滴,吸入呼吸道,以达到呼吸道黏膜湿润、祛痰、止喘等目的。请问您以前做过这项治疗吗?"

患者:"没有。"

护士:"这项治疗没有什么痛苦,请您不要担心,配合我就行。您对中药过敏吗?"

患者:"没有。"

护士:"韩爷爷,在雾化的过程中需要深呼吸,有痰时要及时把痰咳出来,这样效果才好,现在您跟我一起练习一下深呼吸,好吗?"

患者:"好的。"

护士:"不错,就这样呼吸。这项治疗大概需要20分钟,您需要去卫生间吗?"

患者:"不用。"

护士:"请问您还有什么需要吗?"

患者:"没有。"

护士:"那我去准备用物,我们等会见。"

评估环境,病房宽敞、整洁、舒适,温度适宜。

二、操作时的沟通:

洗手,戴口罩,准备用物,携用物至病人床旁。

护士:"您好,能再告诉我一遍您的名字吗?"

患者:"可以,我叫韩×。"

护士:"我能再核对一下您的手腕带吗?"

患者:"可以。"

再次核对医嘱。核对手腕带(床号、姓名、住院号、诊断),核对床头卡。核对治疗部位和方法。必要时行屏风遮挡。

护士:"韩爷爷,我们可以开始做治疗了吗?"

患者:"可以。"

护士:"遵医嘱今天治疗需要坐着进行,我协助您坐着,好吗?"

患者:"好的。"

护士:"在治疗的过程中为了防止弄脏您的衣物,我在您的下颌
    垫一条治疗巾好吗?"

患者:"好的。"

接通电源,打开电源开关,开雾化器开关。根据需要调节雾量,将口含嘴或面罩罩住口鼻。

护士:"韩爷爷,请您把嘴巴张开含住雾化含嘴,然后深呼吸,用
    口缓慢吸气,用鼻子缓慢呼气。"

患者:"好的。"

护士:"韩爷爷,感觉还可以吧?"

患者:"可以。"

护士:"如果有什么不舒服请您及时告诉我,好吗?"

患者:"好的。"

三、操作后的沟通:

护士:"韩爷爷,治疗做好了,我帮您取下口含嘴。现在感觉怎
    么样?"

患者:"挺好的。"

先关雾化开关,再关电源开关。再次核对医嘱。

护士:"我帮您擦干净面部,协助您躺床上休息一会好吗?"

患者:"好的,谢谢您!"

护士:"请问您还有什么需要吗?"

患者:"没有了。"

护士："如果有需要,呼叫器放在床旁,请您随时呼叫我,我也会随时过来看你的。谢谢您的配合,祝您早日康复。"

整理床单位,撤屏风。

清理物品,雾化器倒掉水槽内水,消毒,擦干,归还原处。

洗手,取口罩,记录并签名。

第四节 中医五行音乐特色疗法

中医五行音乐特色疗法是以中医五行理论为依据,以"宫、商、角、徵、羽"五音与"心、肝、脾、肺、肾"五脏的相生相克关系,通过调节人体免疫的血津液和脏腑功能,达到改善患者情绪及生存质量为目的的一种技术操作,尤其对肿瘤患者的抑郁情绪、疼痛等有较好的临床疗效。

【目标】

1.遵医嘱进行五行音乐的选择治疗,通过音乐与脏腑的相互结合,使患者得到放松,缓解紧张、焦虑、抑郁情绪。

2.缓解症状,缓解疼痛。

【评估】

1.患者体能状况(KPS),听力状况。

2.了解患者对音乐的理解能力。

3.患者的心理状况。

【禁忌证】

1.体能状况(KPS)60分以下者。

2.听力障碍者。

3.有四肢骨转移或腰椎转移的肿瘤患者不能进行音乐体疗。

【操作要点】

一、环境要求:环境宽敞明亮,治疗台清洁干燥。

二、素质要求:仪表端庄,衣帽整齐,修剪指甲。

三、物品准备:耳机,音乐治疗盘,75%消毒乙醇棉球。

四、操作程序:

1.转抄医嘱,双人核对医嘱,评估患者。

2.洗手,戴口罩。做好解释,取得合作。

3.备齐用物,协助患者步行至中医音乐治疗室,取舒适体位(坐位或者半卧位)。

4.再次核对医嘱,根据中医辨证选取五行音乐。

5.乙醇棉球擦拭双耳,为患者佩戴耳机,播放音乐,引导患者入静。

6.聆听20分钟结束后休息片刻。再次核对医嘱。将患者送回病房。

7.评估患者治疗效果,询问患者需求。

8.清理用物,消毒耳机。

9.洗手,记录并签名。

【指导患者】

在治疗过程中感觉不能静下来请做深呼吸。

【注意事项】

1.向患者介绍音乐治疗的目的及方法,取得患者合作。

2. 保持音乐治疗室安静。

3. 治疗过程中,认真观察患者的反应,进行心理引导。

4. 有皮肤病患者不宜佩戴耳机。

5. 空腹及饭后30分钟内不给予治疗。

【操作沟通】

一、评估时的沟通:

双人核对,转抄治疗卡,再次双人核对,携治疗卡到床前。

护士:"您好! 我是你的责任护士周×,能告诉我您的名字吗?"

患者:"我叫蔡×。"

护士:"我能核对一下您的手腕带吗?"

患者:"可以。"

核对手腕带(床号、姓名、住院号、诊断),核对床头卡。

护士:"25床,蔡×,您主要是哪里不舒服?"

患者:"我最近感觉心情不好,老是高兴不起来。"

护士:"根据您的病情,遵医嘱行中医五行音乐治疗,它是以中医
五行理论为依据,以"宫、商、角、徵、羽"五音与"心、肝、脾、
肺、肾"五脏的相生相克关系,通过调节人体免疫的血津液
和脏腑功能,达到改善您的不良情绪。请问您以前做过这
项治疗吗?"

患者:"没有。"

护士:"这项治疗没有痛苦,请您不要担心,配合我就行。请问您
听力还好吧?"

患者:"挺好的。"

护士:"蔡大哥,在治疗的过程中请您保持安静状态,尽量专注去
听音乐,避免焦躁,这样才能达到良好的效果。"

患者:"好的。"

护士:"这项治疗需要20分钟,您需要去卫生间吗?"

患者:"不用。"

护士:"请问您还有什么需要吗?"

患者:"没有。"

护士:"那我去准备用物,我们等会见。"

评估音乐治疗室环境,宽敞、整洁、舒适,温度适宜。

二、操作时的沟通:

洗手,戴口罩,准备用物。携用物至病人床旁。

护士:"您好,能再告诉我一遍您的名字吗?"

患者:"可以,我叫蔡×。"

护士:"我能再核对一下您的手腕带吗?"

患者:"可以。"

再次核对医嘱。核对手腕带(床号、姓名、住院号、诊断),核对床头卡。核对治疗部位和方法。协助患者步行至中医音乐治疗室。

护士:"蔡大哥,我带您去音乐治疗室做治疗可以吗?"

患者:"可以。"

行至音乐治疗室。

护士:"音乐治疗需要坐着或半卧位,您看您是坐着还是半躺着?"

患者:"都可以。"

再次核对医嘱,根据中医辨证选取五行音乐。乙醇棉球擦拭双耳,为患者佩戴耳机,播放音乐,引导患者入静。

护士:"蔡大哥,现在用乙醇擦拭您的双耳。"

患者:"好的。"

护士:"蔡大哥,感觉还可以吧?声音大不大?"

患者:"可以。"

护士:"请您保持安静,如果有什么不舒服请您及时告诉我,好吗?"

患者:"好的。"

三、操作后的沟通:

聆听20分钟结束。再次核对医嘱。

护士："蔡大哥,治疗时间到了,我都您取下耳机。现在感觉怎么样?"

患者："挺好的,现在感觉心情好多了。"

护士："请您先休息片刻,然后我再送您回病房休息好吗?"

患者："好的。"

护送患者回病房休息。

护士："蔡大哥,感觉还好吧? 我送您回病房休息吧?"

患者："好的,谢谢!"

护士："请问您还有什么需要吗?"

患者："没有了。"

护士："如果有需要,呼叫器放在床旁,请您随时呼叫我,我也会随时过来看你的。谢谢您的配合,祝您早日康复。"

整理床单位。评估患者治疗效果,询问患者需求。

清理物品,消毒耳机。

洗手,取口罩,记录并签名。

第五节　中药保留灌肠

中药保留灌肠又称肛肠纳药法。是将中药煎剂或掺于散剂,自肛门灌入,保留在直肠结肠内,通过肠黏膜吸收治疗疾病的一种方法。具有清热解毒、软坚散结、活血化瘀等作用。

【目标】

1.遵照医嘱进行治疗,不能口服中药的患者,通过肠黏膜吸收达到治疗目的。

2. 镇静、催眠。用于高热等症。

3. 控制肠道感染。如结肠炎、直肠周围脓肿、肠道易激综合征。

4. 控制慢性炎症的临床症状,如慢性盆腔炎、慢性前列腺炎等。

5. 软化粪便,帮助排便。

【评估】

1. 评估患者既往史、过敏史、身体情况、意识状态。

2. 评估患者病情、发病部位及灌肠的目的。

3. 评估患者大便的性状及肛周皮肤情况。

4. 评估患者心理状况、合作程度。

【禁忌证】

1. 近期实施肛门、直肠、结肠等手术及急腹症者禁用。

2. 腹泻、大便失禁者禁用。

3. 肛周皮肤有红肿、破溃者禁用。

【操作要点】

一、环境要求:环境宽敞明亮,治疗台清洁干燥。

二、素质要求:仪表端庄,衣帽整齐,修剪指甲。

三、物品准备:治疗盘内备注洗器,量杯(或小容量灌肠筒),少量温水,药液,小号肛管,弯盘,止血钳,润滑剂,棉签,卫生纸,橡胶单与治疗巾,10厘米高的小枕,便宜盆及便盆布,一次性中单。必要时备浴巾,屏风,温度计。

四、操作程序:

1. 转抄医嘱,双人核对医嘱。

2. 评估患者,嘱病人排空二便,询问月经是否来潮,有无肛门、直肠和结肠病变。关好门窗,调节室温,必要时屏风遮挡。

3. 洗手,戴口罩。按医嘱备药液。将灌肠液加热到38℃。

4. 备齐用物携至病人床旁,对床号,姓名,做好解释,取得合作。再次核对治疗卡。

5. 协助患者松开衣着,根据病情选择适宜体位(左侧或右侧卧位),双膝曲屈,裤脱至膝部,臀部移至床沿,上腿弯曲,下腿伸直微弯,垫橡胶单与治疗巾于臀下,垫小枕于橡胶单下以抬高臀部10厘米。

6. 检测药液温度,注洗器抽取药液(或倒入小容量灌肠筒内),连接肛管,润滑肛管前端。

7. 排气,夹紧肛管并放入清洁弯盘内,弯盘置于臀下,左手用卫生纸分开臀部,显露肛门,右手持血管钳夹入肛管前端轻轻插入15厘米。

8. 松开血管钳,缓慢注入药液(灌肠筒滴入速度视病情而定),液面距肛门不超过30厘米,注入时间宜在15~20分钟。

9. 药液灌毕,夹紧肛管,分离注射器,抽5~10毫升温开水从肛管缓缓注入(或直接将温开水10毫升倒入灌肠筒内滴入)。

10. 分离注洗器,抬高肛管,反折或捏紧肛管(封闭式灌入法直接关上开关,开放式灌入法则夹紧橡胶管),用卫生纸包住肛管前段,拔出肛管放于弯盘内。

11. 用卫生纸轻揉肛门片刻,嘱病人屈膝仰卧位,抬高臀部,待10~15分钟后取出小枕、橡胶单和治疗巾,嘱病人静卧1小时以上。

12. 操作完毕。再次核对医嘱。协助患者穿好衣裤,安置舒适体位,整理床单位。撤去屏风,开窗通风,询问患者需求,观察病人反应。

13. 清理用物,用物分类消毒处理。

14. 洗手,记录并签名。

【指导患者】

药液灌注完毕,协助患者取舒适卧位,尽量保留药液1小时以上。

【注意事项】

1. 操作前应了解病变的部位,以便掌握灌肠时的卧位和肛管插入的深度,一般视病情而定。如慢性痢疾,病变多在直肠和乙状结肠,宜采取左侧卧位,插入的深度以15～20厘米为宜,溃疡性结肠炎病变多在乙状结肠或降结肠,插入深度应达18～25厘米,阿米巴痢疾病变多在回盲部,应采取右侧卧位。

2. 减轻肛门刺激,宜选用小号肛管,压力宜低,药量宜小;为促进药物吸收,插入不能太浅,操作前须嘱排空大小便,必要时先不做保留灌肠。

3. 操作时注意保暖及保护患者隐私。

4. 灌肠液应温度适宜:一般为39～40℃。可根据药性、年龄及季节做适当调整。清热解毒药温度宜偏低,以10～20℃为宜;清热利湿药则稍低于体温,以20～30℃为宜;补气温阳,温中散寒之药温度以38～40℃为宜。老年人药温宜偏高。冬季药温宜偏高,夏季可偏低。

5. 抬高臀部10厘米,肛管插入肛门10～15厘米。采用直肠滴注法时,药液液面距肛门为30～40厘米,滴速60～80滴/分钟,每次灌注量不超过200毫升。

6. 操作过程中询问患者的感受,并嘱患者深呼吸,可减轻便意,延长药液的保留时间。如有不适应立即停止灌肠并通知医师做好相应处理。

7. 中药保留灌肠后,患者大便次数增加,需注意对肛周皮肤的观察及保护,必要时可局部涂抹油剂或膏剂。

8. 在晚间睡前灌肠,灌肠后不再下床活动。药液灌注完毕后,协助患者取舒适卧位,并尽量保留药液1小时以上,以提高疗效。

9. 灌肠筒、洗器,用后应消毒灭菌。肛管尽量采用一次性用品。用后按《消毒技术规范》要求处理。

【操作沟通】

一、评估时的沟通：

双人核对，转抄治疗卡，再次双人核对，携治疗卡到床前。

护士："您好！我是你的责任护士李×，能告诉我您的名字吗？"

患者："我叫王×。"

护士："我能核对一下您的手腕带吗？"

患者："可以。"

核对手腕带（床号、姓名、住院号、诊断），核对床头卡。

护士："8床，王×，您哪里不舒服？"

患者："我小腹疼痛。"

护士："根据您的病情，遵医嘱为您做中药保留灌肠治疗，它是把
　　　煎制好的中药汤剂灌入直肠，通过直肠黏膜吸收，治疗疾
　　　病的一种方法。请问您以前做过这项治疗吗？"

患者："没有。"

护士："这项治疗比较简单，在插管时可能有一点不舒服，请您不
　　　用紧张，配合我放松就可以了。好吗？"

患者："好的。"

护士："请问您近期做过肛门、直肠、结肠等手术吗？"

患者："没有。"

护士："请问您近期大小便正常吗？是否在经期？"

患者："大小便正常，也没有在经期。"

护士："请问您对什么药物过敏吗？"

患者："没有。"

护士："您以前有高血压、心脏病吗？"

患者："也没有。"

护士："我能看一下您肛周的皮肤吗？"

患者："可以。"

护士："您肛周的皮肤完好,这项治疗约需20分钟,并且要将灌入直肠的药物保留1小时,为了提高疗效,操作前需要您去趟卫生间排空大小便,请您配合。"

患者："谢谢你,我自己去吧。"

护士："好的,我去准备用物,马上就来。"

视季节关闭门窗,屏风遮挡。评估环境,病房宽敞、整洁、舒适,温度适宜。

二、操作时的沟通:

洗手,戴口罩,准备用物,携用物至病人床旁。

护士："您好,能再告诉我一遍您的名字吗?"

患者："可以,我叫王×。"

再次核对医嘱。核对手腕带(床号、姓名、住院号、诊断),核对床头卡。核对治疗部位和方法。

护士："王×老师,您是小腹疼痛吗?"

患者："是的。"

护士："我现在为您进行中药保留灌肠治疗,请问您准备好了吗?"

患者："准备好了,可以了。"

护士："好的,为了便于操作和药物的有效保留和吸收,我协助您翻个身,采取左侧卧位,双膝曲屈,裤脱至膝部,臀部移至床沿,上腿弯曲,下腿伸直微弯。"

患者："好的。"

护士："为了避免弄脏您的床单元,我在您的臀下铺个橡胶单和治疗巾,臀下垫一个小枕,好吗?"

患者："好的。"

暴露肛门部位,再次核对。注意保暖和保护病人隐私。戴手套。用石蜡油润滑肠管前端,排尽管内气体,关调节器。

护士："王×老师,我现在为您插管,请您深呼吸放松,好吗?"

患者："好的。"

根据要求插入肛管,打开调节器。

护士:"王老师,我正在给您慢慢注入药液,您感觉怎么样? 有什么不舒服吗?"

患者:"感觉肛门有点儿胀,想上厕所。"

护士:"请您不要紧张,继续做深呼吸放松,好吗?"

患者:"好的。"

护士:"现在好些了吗?"

患者:"好多了。"

在注入药液的过程中及时观察患者情况,询问患者有无不适,必要时调节滴数。待药液将要灌完时,关闭调节器。

护士:"王老师,灌肠液已经滴完,我现在为您拔出肛管,请您放松好吗?"

患者:"好的。"

用卫生纸在肛门处轻轻按揉。脱手套。

护士:"王老师,我协助您穿好衣服,为了保留的时间更长,达到治疗效果,需要采取屈膝仰卧位,抬高臀部。"

患者:"好的。"

护士:"王老师,现在15分钟了,我帮您把臀下的小枕、橡胶单和治疗巾取一下可以吗?"

患者:"可以。"

再次核对医嘱。

三、操作后的沟通:

护士:"王老师,今天的治疗做完了,您现在感觉怎样?"

患者:"挺好的。"

护士:"王老师,为了达到更好的治疗效果,请您继续静卧休息,药液需要保留1小时以上,这样治疗效果才会更好。"

患者:"好的,谢谢!"

护士:"请问您还有什么需要吗?"

患者:"没有了。"

护士:"如果有需要,呼叫器放在床旁,请您随时呼叫我,我也会
　　　随时过来看你的。谢谢您的配合,祝您早日康复。"

整理床单元。酌情打开门窗,必要时撤掉屏风。

处理用物。

洗手,取口罩,记录。

第六节　红外线疗法

红外线疗法是利用红外线的温热效应,升高人体组织温度,扩张
毛细血管,促进血液循环,增强物质代谢,提高组织细胞活力及再生
能力,从而预防和治疗疾病及促进机体康复。

【目标】

遵照医嘱进行治疗,解除或缓解风湿性关节炎、神经根炎、神经
炎、多发性末梢神经炎、弛缓性麻痹、周围神经损伤、软组织损伤、褥
疮、慢性淋巴结炎、慢性静脉炎、注射后硬结、术后粘连、瘢痕挛缩、湿
疹、神经性皮炎,皮肤溃疡等。

【评估】

1.核对医嘱,评估病人既往史、过敏史、目前症状、发病部位及相
关因素。

2.病人局部皮肤情况、目前心理状态。

【禁忌证】

有出血倾向、高热、活动性肺结核、严重动脉硬化、闭合性脉管炎禁用。

【操作要点】

一、环境要求：环境宽敞明亮，治疗台清洁干燥。

二、素质要求：仪表端庄，衣帽整齐，修剪指甲。

三、物品准备：治疗盘、红外线治疗仪，纱布、弯盘。必要时备浴巾、屏风。

四、操作程序：

1. 转抄医嘱，双人核对医嘱，评估患者。

2. 洗手，戴口罩。备齐用物，携至床旁，做好解释，取得合作。再次核对医嘱。

3. 协助患者松开衣着。按裸露照射部位，取合理体位。注意保暖。

4. 检查照射部位对温热感是否正常。

5. 将灯移至照射部位的上方或侧方，调整合适的照射距离。通电后3~5分钟，应询问患者的温热感是否适宜；每次照射15~30分钟，每日1~2次，15~20次为一疗程。

6. 治疗结束时，将照射部位的汗液擦干，患者应在室内休息10~15分钟后方可外出。关闭电源。

7. 操作完毕。再次核对医嘱。协助患者穿好衣裤，安置舒适体位，整理床单位，评估患者治疗效果，询问患者需求。

8. 清理用物，红外线治疗仪收回管理室。

9. 洗手，记录并签名。

【指导患者】

治疗过程中注意烫伤。

【注意事项】

1. 治疗时患者不得移动体位,以防止烫伤。

2. 照射过程中如有感觉过热、心慌、头晕等反应时,需立即告知工作人员。

3. 照射部位接近眼或光线可射及眼时,应用纱布遮盖双眼。

4. 患部有温热感觉障碍或照射新鲜的瘢痕部位、植皮部位时,应用小剂量,并密切观察局部反应,以免发生灼伤。

5. 血循环障碍部位,较明显的毛细血管或血管扩张部位一般不用红外线照射。

【操作沟通】

一、评估时的沟通:

双人核对,转抄治疗卡,再次双人核对,携治疗卡到床前。

护士:"您好! 我是你的责任护士徐×,能告诉我您的名字吗?"

患者:"我叫李×。"

护士:"我能核对一下您的手腕带吗?"

患者:"可以。"

核对手腕带(床号、姓名、住院号、诊断),核对床头卡。

护士:"12床,李×,您主要是哪里不舒服?"

患者:"我主要双手湿疹。"

护士:"根据您的病情,遵医嘱行红外线治疗,它是利用红外线的温热效应,升高人体组织温度,扩张毛细血管,促进血液循环,增强物质代谢,提高组织细胞活力及再生能力,从而治疗湿疹,促进康复。请问您以前做过这项治疗吗?"

患者:"没有。"

护士:"这项治疗没有痛苦,请您不要担心,配合我就行。请问您以前患过某些疾病或者有过敏史吗?"

患者："没有。"

护士："请问您平时身上有没有瘀斑?"

患者："没有。"

护士："我能看看您双手的皮肤吗?"

患者："可以。"

护士："您双手有很多散在湿疹点,可以做这项治疗。"

患者："噢。"

护士："在治疗的过程中如果出现温度过高或者其他不适,请您及时告诉我好吗?"

患者："好的。"

护士："我去准备用物,您需要去卫生间吗?"

患者："不用。"

护士："我去准备用物,请您稍等。"

评估环境,病房宽敞、整洁、舒适,温度适宜。

二、操作时的沟通:

洗手,戴口罩,准备用物,携用物至病人床旁。

护士："您好,能再告诉我一遍您的名字吗?"

患者："可以,我叫李×。"

护士："我能再核对一下您的手腕带吗?"

患者："可以。"

再次核对医嘱。核对手腕带(床号、姓名、住院号、诊断),核对床头卡。核对治疗部位和方法。必要时行屏风遮挡。

护士："李×,我们可以开始做治疗了吗?"

患者："可以。"

护士："遵医嘱今天治疗的部位在双手,您是躺着还是坐着?"

患者："坐着就可以。"

护士："我把您的袖口卷起来,暴露您双手皮肤,以便于操作。"

患者："好的。"

调整合适的照射距离,通电,应询问患者的温热感是否适宜。

护士:"李×,感觉温度可以吗,烫不烫?"

患者:"可以,不烫。"

护士:"在治疗过程中不要随便移动治疗的双手,如果感觉烫了或者有其他不适,请您随时告诉,好吗?"

患者:"好的。"

三、操作后的沟通:

护士:"李×,治疗到时间了,感觉怎么样?"

患者:"挺好的。"

护士:"我帮您擦干净双手,整理衣袖,协助您躺床上休息一会好吗?"

患者:"好的。"

再次核对医嘱。

护士:"李×,治疗完后请您休息15分钟后再外出,避免受寒。"

患者:"好的,谢谢您!"

护士:"如果有其他不适,请您及时告诉起我。"

患者:"好的。"

护上:"请问您还有什么需要吗?"

患者:"没有了。"

护士:"如果有需要,呼叫器放在床旁,请您随时呼叫我,我也会随时过来看你的。谢谢您的配合,祝您早日康复。"

整理床单位,撤屏风。

处理物品,归还原处。

洗手,取口罩,记录并签名。

第七节 牵引疗法

牵引疗法是通过机械牵引的方式,被动扩大椎间隙、椎间孔,减轻神经根压迫刺激,利于水肿消除,或可松解局部粘连,并调整脊椎内外平衡,甚至增加负压,以利于髓核的回纳的一种治疗方法。适用于颈椎病、腰腿痛引起的颈肩腰背酸痛、头晕眼花、手脚麻木等。

【目标】

遵照医嘱进行治疗各种颈椎病、腰椎病等。

【评估】

1. 核对医嘱,评估病人既往史、目前症状、发病部位及相关因素。
2. 病人局部皮肤情况、目前心理状态。

【禁忌证】

1. 孕妇、有严重心血管疾病及严重精神疾病患者禁止牵引。
2. 如牵引部位有创口或皮炎等皮肤反应,不宜进行牵引。
3. 对中央型髓核突出较大或游离型髓核突出者,不宜采用牵引疗法。

【操作要点】

一、环境要求:环境宽敞明亮,治疗台清洁干燥。

二、素质要求:仪表端庄,衣帽整齐,修剪指甲。

三、物品准备:颈椎牵引器或腰椎牵引床。

四、操作程序:

1. 转抄医嘱,双人核对医嘱,评估患者。

2. 洗手,戴口罩。备齐用物,携至床旁,做好解释,取得合作。再次核对医嘱。

3. 根据病情和医嘱,针对部位进行牵引。注意保暖。

(1)颈椎牵引:多采用枕颌带牵引。①患者取坐位,颈肩部放松,下巴微内收。②将四头带套好,调整松紧度,以患者舒适为度。③牵引角度采用略前倾10～15度。④牵引采用间歇牵引,重量宜在3～10千克;采用持续牵引的,重量宜在2～5千克,以患者忍受程度及不出现不良反应为原则。⑤牵引时间为20～30分钟,一般10～15天为一个疗程。⑥1.6牵引结束后放开牵引带,轻柔按摩放松颈部肌肉。

(2)腰椎牵引:①将腰椎牵引带两片分开,分别与牵引床两头的带子连接固定。②患者平躺在床上,将两片牵引带分别系牢固定在腰部(包裹骨盆,上缘卡于髂前上棘以上)、胸部以下(包裹腰腹部,上缘卡在肋下缘以下),向两头将牵引带拉紧。③牵引体位以平躺为主,如有必要,可适当腰部微前屈(用枕垫置于小腿部,保持髋膝关节于微屈曲位)。④牵引以间歇牵引为主,重量一般在自身体重的一半左右为宜,初次牵引者或年老体弱的患者适当减轻,以患者忍受程度及不出现不良反应为原则。⑤牵引时间为20～30分钟,一般10～15天为一个疗程。⑥牵引结束后,松解牵引带,嘱患者卧床休息5～10分钟,以保证牵引效果。牵引后若有酸困不适、疼痛等感觉,待卧床休息症状缓解后方可起身。

4. 操作完毕。按摩牵引部位。再次核对医嘱。协助患者整理衣裤,送至病房,安置舒适体位,整理床单位,评估患者治疗效果,询问患者需求。

5. 清理用物,整理牵引器或牵引床,做好消毒处理。

6. 洗手,记录并签名。

【指导患者】

在牵引过程中可能出现酸困不适、疼痛等感觉。

【注意事项】

1.牵引时间不宜过长，重量不宜过重，以患者忍受程度及不出现不良反应为原则。

2.如牵引后症状加重，不宜继续牵引。

3.颈/腰椎间盘突出症患者，突出物在神经根内侧者，牵引可能会使疼痛加重，提前告知患者，做好思想准备，若疼痛严重要做适当处理。

【操作沟通】

一、评估时的沟通：

双人核对，转抄治疗卡，再次双人核对，携治疗卡到床前。

护士："您好！我是你的责任护士胡×，能告诉我您的名字吗？"

患者："我叫周×。"

护士："我能核对一下您的手腕带吗？"

患者："可以。"

核对手腕带（床号、姓名、住院号、诊断），核对床头卡。

护士："13床，周×，您主要是哪里不舒服？"

患者："我主要颈椎疼痛，感觉双手麻木，也抬不起来。"

护士："根据您的病情，遵医嘱行颈部牵引治疗，它是通过机械牵引的方式，被动扩大椎间隙、椎间孔，减轻神经根压迫刺激，利于水肿消除，或可松解局部粘连，并调整脊椎内外平衡，甚至增加负压，改善您的双手麻木和疼痛。请问您以前做过这项治疗吗？"

患者："没有。"

护士："在牵引的过程中可能会出现酸困不适、疼痛等。请您不要担心,配合我就行。"

患者："好的。"

护士："请问您患有心脏病等疾病吗?"

患者："没有。"

护士："我能看一下您颈部的皮肤吗?"

患者："可以。"

护士："您颈部皮肤完整,无破溃,可以做这项治疗。"

患者："好的。"

护士："在治疗的过程中如果有其他不适,请您及时告诉我好吗?"

患者："好的。"

护士："这项治疗大概需要20分钟,您需要去卫生间吗?"

患者："不用。"

护士："那我去准备用物,请稍等,我们等会见。"

评估环境,病房宽敞、整洁、舒适,温度适宜。

二、操作时的沟通:

洗手,戴口罩,准备用物,携用物至病人床旁。

护士："您好,能再告诉我一遍您的名字吗?"

患者："我叫周×。"

护士："我能再核对一下您的手腕带吗?"

患者："可以。"

再次核对医嘱。核对手腕带(床号、姓名、住院号、诊断),核对床头卡。核对治疗部位和方法。必要时行屏风遮挡。

护士："周伯伯,我们可以开始做治疗了吗?"

患者："可以。"

护士："遵医嘱今天治疗需要坐着,我协助您坐着可以吗?"

患者："好。"

护士："这样舒服吗? 请您颈肩部放松,下巴微微内收好吗?"

患者:"好的。"

将四头带套好,调整松紧度,以患者舒适为度。

护士:"周伯伯,这样感觉舒服吗? 松紧度如何?"

患者:"可以,挺好的。"

护士:"如果不能耐受或者有其他不舒服,请您随时告诉我,好吗?"

患者:"好的。"

三、操作后的沟通:

护士:"周伯伯,治疗做好了,感觉怎么样?"

患者:"挺轻松的。"

护士:"我帮您放开牵引带,帮您按摩放松一下颈部肌肉,感觉力
度还好吧?"

患者:"挺好的。"

再次核对医嘱。

护士:"周伯伯,我帮您整理一下衣领。为了保证牵引疗效,我协
助您躺床上休息10分钟再起来活动,好吗?"

患者:"好的,谢谢你!"

护士:"请问您还有什么需要吗?"

患者:"没有了。"

护士:"如果有需要,呼叫器放在床旁,请您随时呼叫我,我也会
随时过来看您的。谢谢您的配合,祝您早日康复。"

整理床单位,撤屏风。

处理物品,归还原处。

洗手,取口罩,记录并签名。

参考文献

[1] 王虹,李伟,张素琼.实用中医专科护理常规及操作规程.北京:中国医药科技出版社,2012.

[2] 梁传荣.实用中医护理常规与操作技能.北京:军事医学科学出版社,2008.

[3] 张雅丽.实用中医护理.上海:上海科学技术出版社,2015.

[4] 张月娟,郑萍,李木清.实用专科护士丛书中医护理分册.湖南:湖南科学技术出版社,2012.

[5] 陈建章,顾红卫.中医护理.北京:人民卫生出版社,2010.

[6] 张素秋,孟昕,李莉.常见病中医护理常规.北京:人民军医出版社,2012.

[7] 中华中医药学会.中医护理常规技术操作规程.北京:中国中医药出版社,2006.

[8] 冼绍祥,全小明.临床护理操作必读.北京:人民军医出版社,2012.

[9] 李如竹,曾晓英.护患沟通.北京:人民卫生出版社,2006.

[10] 李秋萍.护患沟通技巧(第2版).北京:人民军医出版社,2014.

[11] 赵爱平,袁晓玲.护患沟通指导.北京:科学出版社,2011.

[12] 石学敏.新世纪全国高等中医药院校规划教材-针灸学(供中医学专业用).北京:中国中医药出版社,2004.

[13] 郭楠楠.针刺手法入门.北京:人民卫生出版社,2008.

[14] 邓安华.实用针灸捷钥.天津:天津科技翻译出版公司,2006.

[15] 谢阳谷,姜良铎.社区中医适宜技术.北京:中央广播电视大学出版社,2004.

[16] 刘明军,王金贵.小儿推拿学——全国中医药行业高等教育"十二五"规划教材(第九版).北京:中国中医药出版社,2012.

[17] 邵湘宁.针灸推拿学.北京:中国中医药出版社,2004.

[18] 裴红.中药外敷治百病自然疗法丛书.北京:科技文献出版社,2012

[19] 黄海涛.刮痧.四川:成都时代出版社,2010.

[20] 杨金生,王莹莹.中国标准刮痧.上海:上海第二军医大学出版社,2011.

[21] 梅全喜,何庭华.中药熏蒸疗法.北京:中国中医药出版社,2012.

[22] 戴强发.常见病经典药浴疗法.北京:人民军医出版社,2011.

[23] 刘保延,彭锦.常见病中医穴位贴敷疗法.北京:中医古籍出版社,2010.